日本人の99％が知らない脊椎治療の真実

脊椎のプロ集団
京都木原病院 理事長・院長 木原俊壱

発行・日刊現代　発売・講談社

はじめに

日本は、世界有数の長寿国。

厚生労働省が発表した「令和4年簡易生命表」によると、2022年の平均寿命は、男性では81・5年、女性では87・9年という結果が報告されています。

さらに、各年齢層の平均余命データを見てみると、ある年齢の人々があと何年生きられるかという期待値がわかります。

たとえば、定年退職の時期である60歳と65歳の平均余命を見ると、60歳の男性では23・59歳（65歳のときは19・44歳）、60歳の女性では28・84歳（65歳のときは24・3歳）という結果でした。

つまり60歳の場合、そこから**男性は約23年、女性は約28年の余生が待っている**と解釈できます。

これを長いと感じるか、短いと感じるかは、人によってさまざまだと思います。

また、2023年に報告された総務省統計局のデータによると、高齢化が進む日本では、総人口に占める高齢者人口の割合において、**75歳以上の人口が初めて2000万人を超え、10人に1人が80歳以上**となりました。

このような超高齢化社会において、近年よく耳にするのが「健康寿命」という言葉です。「健康寿命」とは、一生のうちに介護や支援を必要とせず、自立して日常生活を送ることができる年齢を指します。

平均寿命と健康寿命の差は、**いわゆる「健康ではない期間」**を意味します。この日常生活に制限がある期間が長いと、趣味や運動も十分に楽しめませんし、生活の楽しみも半減してしまいます。

いつまでも元気に過ごすためには、**健康寿命を延ばすことが必要**なのです。

ところで、みなさんは**「サルコペニア」「ロコモ（ロコモティブシンドローム）」「フレイル」**という言葉を耳にしたことはありますか？

最近はこれらの用語が混在して使用されているため、言葉は知っているけれど、違いが明確ではないという人も多いと思います。

この3つは全て、**要介護状態や寝たきりの要因となる状態や疾患**を表しています。

●サルコペニア——全身の筋肉が減少する疾病

- ギリシャ語の「Sarx（筋肉）」と、「Penia（喪失）」からなる造語
- 筋力や身体機能が低下した状態を指す
- 主な要因は、加齢に伴う筋肉量の減少および筋力の低下
- 2016年に国際疾病分類に傷病登録後、疾病に位置づけられている

●ロコモ——運動器の機能が低下した状態

- ロコモティブシンドロームの略称。運動器症候群とも呼ばれる
- 日本整形外科学会が提唱した用語

・「ロコモティブ」は英語で「運動の、移動力のある」という意味を表す
・骨や関節、骨格筋など運動器の機能低下をきたした状態を指す
・主な要因は、関節や椎間板の変形、骨の脆弱化、筋肉や神経の機能低下

●フレイル——要介護の一歩手前の状態

・日本老年医学会が提唱した用語。「Frailty（虚弱）」の意味を持つ
・「身体的要因」「精神的要因」「社会的要因」の3つの要素に分けられる
・身体的要因は、筋肉や関節などの運動器の機能低下が該当する
・精神的要因は、うつ症状や認知機能の低下などが該当する
・社会的要因は、孤独や引きこもりなどが該当する

これらは一見混合されやすい用語ですが、少しずつ特徴が異なります。

まず、最も広い概念を表すのがフレイルです。

フレイルになると、転倒や骨折、認知症をはじめとする生活機能障害に陥りやすく、**「健康な状態と要介護の間」「要介護の前段階」**と表現されることもあります。

フレイルには、筋肉や関節の老化などの「身体的要因」、抑うつや認知機能の低下などの「精神的・心理的要因」、家に閉じこもりがちになって他者との交流が減少する「社会的要因」の3つに分けられます。

そして、フレイルの身体的要因がほぼロコモと同義になり、ロコモ（あるいは身体的要因）の中にサルコペニアも含まれると理解してください。

冒頭からなぜこの話をしたかというと、これらの疾患や症状が、脊椎・脊髄《せきずい》疾患を誘発する大きな要因となるからです。

とくにすごい勢いで増えているのが、ロコモです。

図1　サルコペニア・ロコモ・フレイルの関係

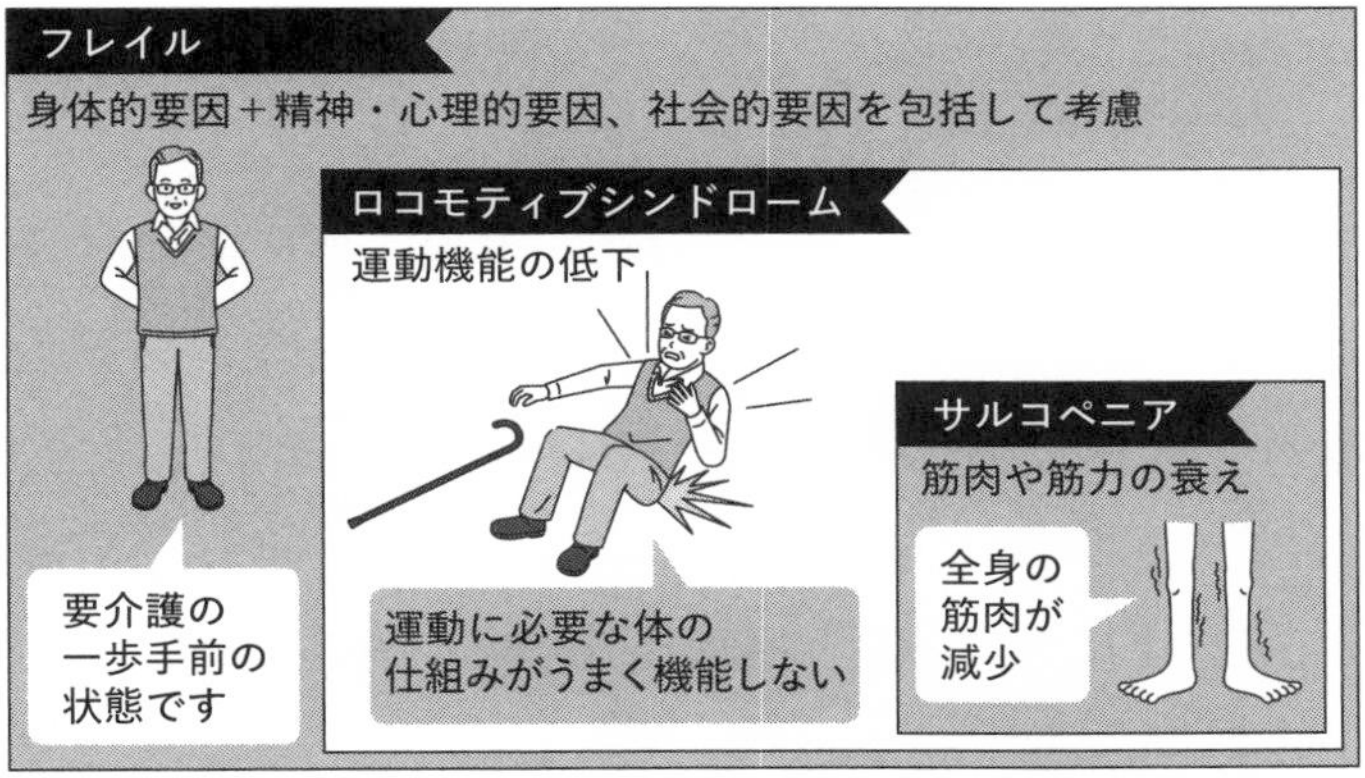
フレイル
身体的要因＋精神・心理的要因、社会的要因を包括して考慮
要介護の
一歩手前の
状態です
ロコモティブシンドローム
運動機能の低下
運動に必要な体の
仕組みがうまく機能しない
サルコペニア
筋肉や筋力の衰え
全身の
筋肉が
減少

イラスト：川竜 / PIXTA(ピクスタ)

ロコモは、人が歩いたり立ったりするときに欠かせない運動器（関節・軟骨・筋肉・靭帯《じんたい》・神経などの総称）の機能低下を表す状態です。運動器はそれぞれが連携して働いているため、どれか1つでも悪くなると、体の仕組みがうまく機能しなくなります。

たとえば、**何もない場所でつまずく、階段の昇降で手すりが必要、片足立ちで靴下がはけない**などはロコモの可能性があります。そして脊椎・脊髄疾患が疑われる患者さんも、同様の症状が出ます。

「卵が先か、鶏が先か」ではありませんが、ロコモが原因でメタボリック症候群や生活習慣病、脊椎の病気を引き起こすこともあれば、病気によって活動性が鈍ってしまい、ロコモになることもあります。このような悪循環が繰り返されるのも、ロコモの怖いところです。

ロコモは高齢者の問題だろうと思われがちですが、実は**子どものロコモ予備軍**もたくさんいます。主な要因は、運動不足や、ゲームやスマートフォンの普及による姿勢の悪化などです。

足の裏を床についてしゃがめない、片足でふらつくといった子どもは、骨や筋肉などの運動器に問題があると指摘されているのです。私も、雑巾がけをする子どもがバランスを崩すと、なかなか起き上がれないという話を聞いたことがあります。

こうした状態を放置したまま成長するとロコモになり、脊椎・脊髄疾患が発症するリスクも高くなります。

また、本書で詳しく解説しますが、首の骨が変形する子どもの「ストレートネック」の問題も同じく深刻です。

私たちは脊椎を専門で扱う医療従事者として、フレイル――いわゆる介護予備軍をいち早く見つけることを最重要課題としています。脊椎は日常動作に欠かせない部位ですから、ここに問題が起きると**「歩けない・痛くて動けない・物が持てない」**といったことが起こります。

人によっては寝たきりや車椅子生活になり、長い老後を健やかとはいえない状況で過ごさなければならなくなります。そうした状況は、誰もが避けたいことでしょう。

脊椎・脊髄疾患においては、骨の変形や神経の障害が、肩こりや腰痛、手足のしびれなどとして現れます。肩こりでも、血行不良の場合はマッサージでよくなることは多いものの、首の狭窄症が隠れている場合もあります。

たとえば、**整体やマッサージなどで体を強くひねられたり引っ張られたことで、手足がしびれて救急車で運ばれる**……そのようなケースも実は少なくないのです。

老後なんてまだまだ先の話だから――そう思っている人は多いかもしれません。しかし**骨や神経の病気は、少しずつ進行していく**のです。

私たち京都木原病院は、脊椎・脊髄の専門病院です。これまで全脊椎（頸椎《けいつい》・胸椎《きょうつい》・腰椎《ようつい》）に関わる疾患の治療や予防指導などを行ってきました。

2024年3月には、JR京都駅のそばに新築移転を果たし、膝や股関節の診療範囲の拡大や無料の個室完備、30mダッシュができるリハビリ室など、他院にはない治療環境を整えて、患者さんをお迎えしています。

なかでも私が開発した手術「Kメソッド」は、数々のメディアに取り上げていただいたおかげで、全国に認知されるようになりました。

症例数は1万件を超え、「脊椎手術といえば京都木原病院」というイメージが定着しつつありますが、実は枕やマットレスの開発をはじめ、脊椎ドックによる検診などの一次予防にも力を注いできました。

将来車椅子や寝たきりになる人を1人でも減らしたい――今回筆を執ったのも、その思いと対策をみなさんに伝えたかったからです。

本書には、『日本人の99%が知らない脊椎治療の真実』と題して、よくある治療法の注意点、根治させるための方法、今日から実践できる予防法などを詰め込みました。

とくに安全で効果的なトレーニングやストレッチは、ご自身だけでなく、ご家族やご友人にもすすめて、ぜひ習慣化してください。

なお、脊椎の問題は大人だけでなく、子どもも深刻ですから、親御さんはお子さんにも本書の内容を伝えたり、予防法を教えたりしていただきたいと思います。

本書を通じて、１人でも多くの方が健康な生活を送っていただけたら、著者としてこれ以上の喜びはありません。

はじめに …… 2

第1章 間違いだらけの脊椎治療 …… 19

肩や首に潜むしつこい「こり」の正体 …… 20
脊椎には重要な神経が通っている …… 23
「引っ張る行為」にはリスクが伴う …… 26
マッサージや鍼では根治できない …… 29
●強く押すマッサージには注意 …… 29
●鍼灸は体機能を高めるもの …… 31
よくある治療法が逆効果になることも …… 32

●温熱療法（ホットパック）……34
●電気治療……35
カイロプラクティックや整体の注意点……38
薬や湿布は症状を一時的に抑えるもの……40
完治するには「対症療法」だけでは不十分……43
3カ月通ってダメなら専門医を受診する……45
自己流の激しい運動も危険……49

第2章

日本人の99%が知らない「脊椎治療」の新常識

……51
「脊椎」は体を支える重要な組織……52

●症状がより一層強く出ることも……64
加齢とともに神経の通り道は狭くなる……66
大きく変形した骨は手術以外では治らない……71
よくある脊椎・脊髄の手術方法……72
検査をしないと何も始まらない……79

第3章

「100まで歩こう」を実現するために今日から実践できる予防策……85

手ぶらでできる筋トレ&ストレッチ……86
●①壁押しストレッチ――全身のストレッチ……88
●②合掌トレーニング――上半身の筋トレ……91

●③首のストレッチ――首回りのストレッチと筋トレ……92
正しいウォーキングで骨を丈夫に！……95
●骨に刺激を与えることが大事……101
●「日光」を浴びると骨量が増える……103
健康な体づくりは「デトックス」から……105
●ファスティングのすごい効果……105
●カロリーの過剰摂取が病気を招く……108
●便秘は老廃物を体内に留めること……110
●食べる順番は「ベジタブルファースト」で……112
体や首をできるだけ冷やさない……114
首に負荷をかけない枕を選ぶ……118
●首を理想の状態に導く「Kピロー」……125
体を支えるマットレスも予防になる……133

第4章

子どもから大人まで！健康的な脊椎を維持するための方法 ……139

知らず知らずのうちに病は進行する ……140
健康寿命を延ばすカギは「脊椎ドック」 ……144
ほかの脊椎ドックとの決定的な違い ……147
まずは自身の「クセ」を知ることから ……150
急増する現代病「ストレートネック」の怖さ ……154
- 前かがみになるほど首に負荷がかかる ……154
- ストレートネックの症状 ……157
- 悪化するとカーブが逆になり「頸椎後弯症」になる ……161
- 座りっぱなしの生活は死亡率が上がる ……163

子どもこそ首の状態が深刻なワケ……165

第5章
「100まで歩こう」を実現する医療へ……169

100歳になっても元気な体はつくれる……170
大きく生まれ変わった新病院……174
国際医療ツーリズムの動き……186

おわりに……190

第1章

間違いだらけの脊椎治療

肩や首に潜むしつこい「こり」の正体

長年、首や肩の「こり」に悩まされている人はたくさんいます。

2022年に厚生労働省が行った「国民生活基礎調査」によると、日本人が感じている症状のうち、**男女ともに肩こりが2位**、前回調査では**女性は1位、男性は2位**と、多くの人が肩こりに悩んでいることが明らかになっています。

「今日は少し肩がこっているかもしれない」「マッサージを受けたら、肩や首のこりやハリが気にならなくなった」といった一時的な症状なら問題はありません。

しかし、慢性的に続くこりは「筋肉疲労」や「血行不良」ではない可能性があります。

ただの筋肉疲労や血行不良と思って放置すると、それがやがて「病気」へと発展し、本来なら手術が必要な状態にもかかわらず、痛み止めの薬や湿布、マッサージ、整体、鍼治療などでやり過ごしている……そのような方が後を絶ちません。

そもそも、肩や首のこりの原因はさまざまです。そのため、「真の原因」を突き止めなければ、必要な対処法は見えてこないはずなのです。

私たちが懸念しているのは、あまり問題視されない肩や首のしつこいこりが、脊椎（背骨）の神経から起こっている問題ではないかという点です。**神経に何らかの問題が起きて「こり」が生じている場合は、それは立派な病気です。**

あなたは、次のような症状に身に覚えはないでしょうか。

・上を向くと、首の後ろに痛みや圧迫感がある
・背中に痛みを感じることがある
・足の裏に違和感がある
・腕や手指にしびれを感じることがある
・寝違えがなかなか治らない
・目薬やうがいをするときに上を向きにくい
・小さな文字が書きにくい
・パソコンや携帯などの文字入力でミスが増えた
・シャツのボタンを留めるのに時間がかかる
・平坦な道なのに、つまずくことが多くなった
・階段の昇降で手すりを使うようになった

もしこうした症状が現れていたら、骨や神経に問題があるかもしれません。

脊椎には重要な神経が通っている

脊椎（背骨）には筋肉だけでなく、「脊髄」と呼ばれる太い中枢神経の束が通っています（図2）。

脊髄は脳の近くにも位置し、末梢神経で受け取った情報を脳に伝える役割を担っています。

体を動かしたり、何かを判断したりといった生命活動に必要な指示は、脳からこの脊髄を通って全身に伝わります。このため、脊髄は非常に重要な神経です。

この脊髄の通り道が何かしらの原因で狭くなり脊髄神経が圧迫されることで、**頭痛・肩こり・首の痛み・手足のしびれや痛み、脱力・腰痛などさまざまな症状が出やすくなります。**

図2　脊椎の構造

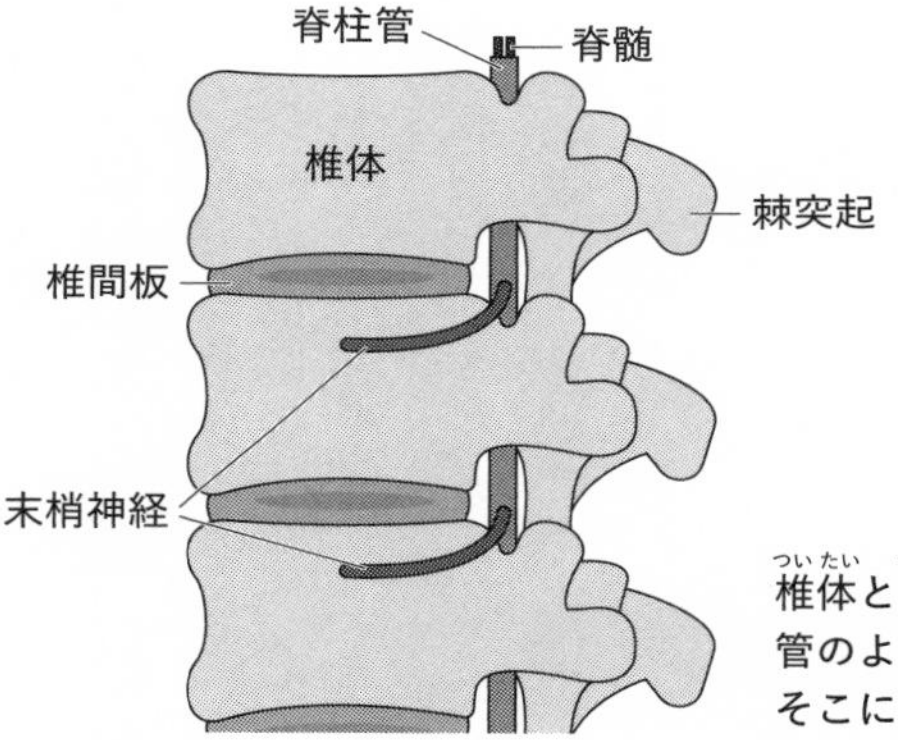

椎体《ついたい》と椎弓《ついきゅう》の間が
管のようになっていて、
そこに脊髄が通っている

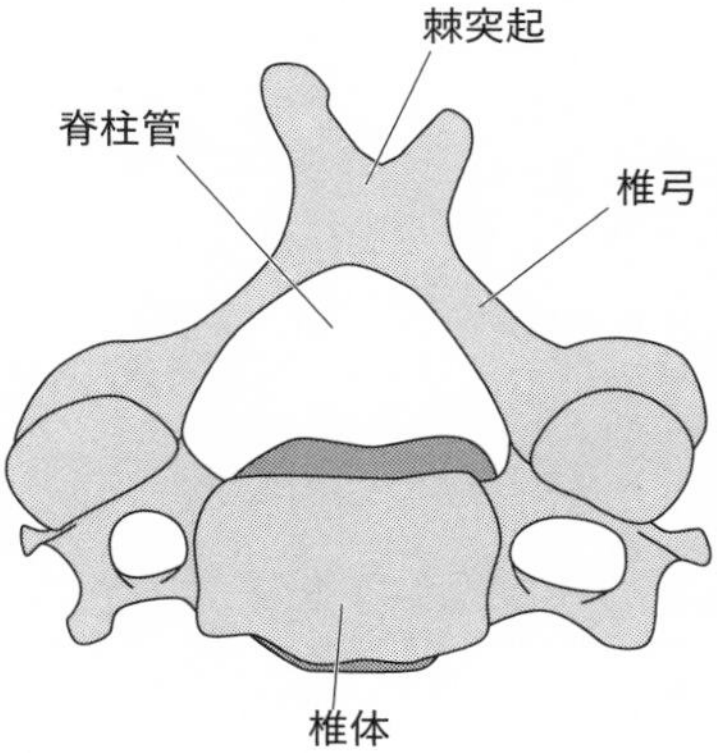

本人はさほど症状のつらさを感じていなくても、検査を受けると神経の状態が悪化しているケースは決して珍しくありません。

神経の障害は、小さい字が書きにくくなったり、平坦な道でつまずきやすくなったり、日常での小さな変化が病気のサインとして現れやすくなります。

なかには手足がしびれて力が入らなくなり、細かい作業がしにくくなったと訴える患者さんもいます。これを「年齢のせい」にして普段どおりの生活を続けていると、最悪の場合、寝たきりや車椅子生活になることもあり得るのです。

「脊髄損傷」という言葉は、交通事故や転落事故などのニュースで耳にする人も多いと思いますが、**日常生活のなかでも十分起こり得ます。**たとえばベッドから落ちた瞬間、道でつまずいて転んだ瞬間、スポーツ中にケガをした瞬間などです。

そして、この脊髄はひとたび損傷してしまうと、二度と再生することはできま

せん。

そのまま麻痺が残って歩行困難になるだけでなく、手足の感覚すら失われることもあるのです。

「なぜ突然そのような事態に……」と思われるかもしれませんが、これは加齢による骨の変形だけが原因ではありません。悪い姿勢や生活習慣などによって、神経への圧迫や狭窄が進んでいた証拠といえます。

日常の小さなきっかけが引き金となり、人生を一変させてしまうのが、この脊髄損傷の恐ろしさなのです。

「引っ張る行為」にはリスクが伴う

脊髄が損傷する前には、脊椎がダメージを受けてきた過程があるはずです。脊椎・脊髄疾患の原因はさまざまありますが、外部からの圧力による影響もあります。

たとえば、整形外科や整体院、接骨院などで行われている「牽引療法《けんいんりょうほう》」という治療法をご存じでしょうか。なかには頸椎（首の骨）や腰椎（腰の骨）から生じる変形性脊椎症《へんけいせいせきついしょう》や椎間板《ついかんばん》ヘルニア、ぎっくり腰などの治療で医師にすすめられた方もいるかもしれません。

牽引療法とは、専用の牽引器で首や腰などを物理的に引っ張って、背骨の狭くなった隙間を広げて痛みを緩和したり、血行不良の改善を図ったりする治療法です。

個々の症状や体重などを考慮した重さで負荷をかけるため、影響の出方には個人差がありますが、**過度な牽引によって脊椎や脊髄が損傷するリスクはゼロではありません。**

同様に、整体院や整骨院、カイロプラクティックなどで**背中をストレッチのように引っ張ったり、強くひねったりするのも危険**です。

こうした行為は、外傷を受けたときと同等のダメージになることがあり、最悪の場合、神経が障害を受けて痛みやしびれなどの症状を悪化させます。

軽症ならば牽引療法で改善する場合もありますが、軽症かどうかは骨や神経の状態を診てみないと、判断ができない部分もあります。

そのため、症状の改善が見られない場合や、牽引療法を受けて痛みやしびれが強く出た場合は、すぐさま精密検査を受けて、状態を確認することをおすすめします。

マッサージや鍼では根治できない

●強く押すマッサージには注意

筋肉のこわばりや体の疲れを感じて、マッサージを受ける人はたくさんいます。とくに在宅勤務などで体を動かさない人は血行不良に陥りやすく、それによる不調が起こりやすいかもしれません。

また、脊柱管狭窄症《せきちゅうかんきょうさくしょう》などを抱えている人も、患部の周辺がガチガチに固まって血流が悪化しています。

痛みを発生させる発痛物質や老廃物も排出されにくくなっているため、マッサージによって痛みが緩和され、改善に向かっているように感じるかもしれません。

たしかに、マッサージは硬直した筋肉をほぐすのに有効です。翌日には元の悪い状態に戻ったとしても、「一時的にでも体が楽になるなら……」と考える人も多いでしょう。加えて、人の手で心地よいマッサージを受けられたら、心身ともにリフレッシュもできます。

ただ、牽引療法のように「引っ張る行為」はもちろん、**強い力で体を押しもみするようなマッサージにも注意**が必要です。

過度な負荷がかかることでもみ返しが起こるだけでなく、硬直した筋肉を逆に傷めたり、骨がもろくなっている場合は折れたりするからです。

たとえば骨粗鬆症《こつそしょうしょう》などで骨が折れやすい状態の方が、強い力のマッサージを受けると、**上下方向からの外圧が原因の「脊椎圧迫骨折」が起こる**リスクも生じます。

こうしたことから、強く押しもみするマッサージは控えたほうがよいでしょう。**痛みを感じるマッサージは「効いている」と勘違いしやすい**のですが、骨の変形や神経の状態は外からは見えないため、やはり油断はできません。

●鍼灸は体機能を高めるもの

鍼灸治療とは、いわゆる「ツボ」と呼ばれる経穴に金属の細い鍼《はり》を刺したり、もぐさ（ヨモギの葉を乾燥させ、もんで綿状にしたもの）を皮膚の上で燃やしたりする治療法です。

中国では正式な医療行為として認められていますが、日本で鍼治療を行う場合は、「はり師」という国家資格が必要になります。

専用の鍼を患部やツボに刺して行うのが鍼治療で、もぐさを使用して熱による刺激を患部やツボに与えるのが灸治療です。

ＷＨＯ（世界保健機関）においては、体に鍼や灸を施すことで、痛みやしびれの軽減・血流の促進・発痛物質の除去・自律神経を調整する効果が認められています。

ただ、鍼灸治療は強い作用を引き起こすものではなく、体本来の機能を活性化させることが目的です。脊椎・脊髄疾患を抱えた患者さんが、**鍼灸治療を受けて改善まで至ることは難しい**といえます。

よくある治療法が逆効果になることも

脊椎・脊髄疾患の治療方法には、主に「保存療法」と「手術」の2種類があります。

当院では首や腰の手術を積極的に行っていますが、一般的には**今ある症状を緩**

和・軽減させる「保存療法」で様子を見ることがほとんどです。

保存療法とは、体を傷つけることなく治療を行う総称です。薬物療法・装具療法・神経ブロック療法・運動療法などさまざまな種類があります。どれか1種類だけに絞るというより、数種類の保存療法を組み合わせながら治療を進めていきます。

たとえば、急性の痛みを伴う症状には薬物療法や装具療法を行い、症状が落ち着いたら、痛み防止のために薬物療法と運動療法を組み合わせるなどです。

しかし、患部の状態や病気の進行具合によっては、**よくある治療法が逆効果となる場合があります。**

ここからは「温熱療法」と「電気治療」を例に挙げ、それぞれの特徴や脊椎へのリスクなどについて解説します。

●温熱療法（ホットパック）

温熱療法とは、痛みや不快感のある患部を温めることによって、症状の緩和を目指す治療法です。

ホットパック・マイクロ波・赤外線・超短波などさまざまな種類があり、医療機関をはじめ、リハビリテーション施設や鍼灸院、接骨院などでも使用されています。

自宅でできるセルフケアとして、温めたタオルを患部に当てたり、入浴したりする行為もこの温熱療法に含まれます。

また、脊柱管狭窄症《せきちゅうかんきょうさくしょう》などで軽いしびれを訴える程度であれば、前述したような牽引療法と同時に行われることもあります。

たしかに患部が冷えた状態になると、筋肉が硬直し、症状が一段とひどくなる恐れがあります。そのため、外部から患部を温めて血流促進を促す行為は、痛みやしびれの緩和に効果的です。

ただし、**患部を温めないほうがよい場合もあります。**

とくに痛みなどの症状が強く出ている場合は、炎症がひどくなっている可能性が考えられるため、温熱療法そのものが逆効果となってしまうのです。

温熱療法の代表格として「ホットパック」がありますが、急性の損傷や腫《は》れ、熱感のある部位での使用は推奨されていないため注意が必要です。

●電気治療

低周波や高周波治療器などを用いた「電気治療」は、医療機関をはじめ整体院や整骨院などで受けることができます。

慢性的な肩こりや腰痛をお持ちの方は、主治医からこの「電気治療」をすすめられたこともあるでしょう。よく謳《うた》われる効果としては、「肩こりの解消」「疲労回復」「血行促進」などです。

電気治療は体に電流を流して筋肉に働きかけるため、筋肉の収縮と弛緩によって血流を促したり、痛覚の伝達をブロックして、痛みを和らげたりする効果が期待できます。

ただし、**周波数の強さや電流を流し続ける時間の長さは人によってさまざま**です。極端な話ですが、電気を強めにかけるか、弱めにかけるかは、治療機器を扱う人の判断によるため、その患者さんにとって最良な治療かは判断が難しいところです。

とくに高周波治療器は体の深部まで電気の刺激が及ぶため、**「体に強烈な電気が走って不安になった」**という患者さんもいます。

こうした医療機器を使った体へのアプローチは、治療中に不快感が出ても抵抗できず、後で問題が起きても取り返しがつかなくなってしまいます。

なかには、背骨の中を通る脊髄にアプローチする「脊髄電気刺激療法」という治療法もあります。脊髄に微弱な電気を流すことで、痛みを緩和する方法です。

私たちの痛みの感覚は、痛覚の信号が神経から脊髄を通って、脳に伝わることで初めて「痛い！」と認識されます。

脊髄電気刺激療法の主な目的は、脊髄に電気を流すことで痛みの信号を変化させ、痛覚を和らげることです。

つまり、**痛みを緩和することが目的で、痛みの原因を取り除くわけではありません。**

このように、温熱療法も電気治療も根本的な治療どころか、症状を悪化させる可能性もあることを知っておきましょう。

カイロプラクティックや整体の注意点

カイロプラクティックは、背骨を中心とした体の部位を手技で調整し、関節可動域の改善、痛みの軽減のほか、自然治癒力の向上を目的としています。

カイロプラクティックという名前は、ギリシャ語で手を意味する「Cheir」と、技術を意味する「Praktos」を組み合わせた造語です。その名のとおり、**薬や器具は使わずに、手だけを用いて骨格や関節のゆがみを整える**のが特徴です。とくに背骨（脊椎）の異常に注目し、神経の働きを回復させるといわれているため、整形外科などを受診しながら施術を受けている人もいます。

カイロプラクティックでは、「カイロプラクター」と呼ばれる人が施術を行います。正式にカイロプラクターと名乗るには、WHO（世界保健機関）が定めた基準を満たす必要がありますが、国家資格などの公的な資格は必要ありません。

整体も手技で体を調整していく施術ですが、整体師は、公的な資格は不要です。そのため、いずれの場合もたしかな技術を持った施術者を見つけることが大切です。

なかには、「骨（骨格）のずれやゆがみを治せる」と言われて、そうした場所に長年通っている人も多いと聞きます。

私たちはそのような方に、**「骨のずれやゆがみを手だけで治せるわけがありません」**とお伝えしています。そんなに簡単に骨がずれるなら、日常生活の軽い衝撃でも骨は頻繁にずれていることになりますから、現実的な話ではありません。

仮に骨の間隔を調整したり、骨格のずれやゆがみを手で矯正できたりすると、相当な負荷が体にかかっていることになります。**脊椎や脊髄に障害が起きている**

人にそうした強い力が加わるのは、私たちは危険と判断します。

医師の指導のもと施術を補助として受けるならよいですが、この手段だけで脊椎・脊髄疾患の改善まで求めるのは難しいといえるでしょう。

薬や湿布は症状を一時的に抑えるもの

脊椎や脊髄に関する病気には、主に次のような種類があります。

- **脊柱変形症《せきちゅうへんけいしょう》／脊柱側弯症《せきちゅうそくわんしょう》**
- **脊柱管狭窄症**
- **脊椎すべり症**
- **椎間板ヘルニア**
- **後縦靱帯骨化症《こうじゅうじんたいこっかしょう》**

- **黄《おう》色《しょく》靭《じん》帯《たい》骨《こつ》化《か》症《しょう》**
- **環《かん》軸《じく》椎《つい》亜《あ》脱《だっ》臼《きゅう》**
- **骨粗鬆症／脊椎圧迫骨折**

こうした疾患と診断されたら、多くの場合はまず薬物療法が行われます。たとえば、痛みを和らげる非ステロイド性消炎鎮痛薬、筋肉をほぐして痛みやハリを緩和する筋弛緩薬、中枢神経に作用して神経を鎮める抗不安薬などが処方されます。飲み薬だけでなく、貼り薬や塗り薬もあります。

痛みや不快な症状をどうにか取り除くために、医師から湿布を処方される人も多いようです。湿布を患部に貼ることで、湿布に含まれる鎮痛消炎成分などが皮膚から浸透し、腫れや痛みを抑える効果があるとされています。

湿布には「温湿布」と「冷湿布」がありますが、いずれも痛みを抑える目的で使います。薬局などでも手軽に買えることから、誰でも取り入れやすい対処法です。

しかし、湿布は今発生している痛みを抑えるだけで、湿布を外すと症状は再発しますから、根本的な改善は難しいといえます。

薬も同様に、症状を一時的に抑える対処法になります。

薬物療法は脊椎・脊髄疾患のみならず、さまざまな病気で選択される治療法です。

薬やほかの対症療法で改善が見込めない場合は、手術が必要です。しかし脊椎の手術には、常に神経損傷のリスクがつきまといます。

とくに首（頸椎）の手術を行っている医師は全国的に見ても稀で、手術という選択肢をとれないために、薬で解決を図ろうとする実情もあります。

薬物療法は一時的な症状の緩和や予防には有効ですが、薬が手放せない状況になるのは、やはり好ましくありません。

そのため、ほかの治療法と並行して行う必要があるでしょう。

完治するには「対症療法」だけでは不十分

よくある脊椎・脊髄疾患の治療法や対処法をお伝えしてきましたが、どれも効果がないといいたいわけではありません。

たとえば、手術を受けた方が、筋肉のこりやハリを感じて整体やマッサージを受けるのは有効な手段の1つです。

あるいは牽引療法や電気治療を行うことによって、症状が改善に向かうこともあります。もし脊椎の神経が障害を受けた病気になっても、そうした治療によって軽症のうちなら痛みやしびれが治まり、支障なく日常生活を送れるようになることは十分可能です。

ただ、こうした施術や治療を受け続けているにもかかわらず、**一向に改善に向かわない、むしろ悪化していることを知らない方に、私たちは警鐘を鳴らしたい**のです。

保存療法はあくまでも、今現れている症状を軽減させる「対症療法」です。**病気の原因になっている障害そのものを取り除く治療法ではありません。**

軽い症状なら改善の余地はありますが、軽症か重症かを医師以外の人が判断することは容易ではないはずです。

また、医師が選択した治療法が、必ずしもその患者さんにとって適切な判断とはいえません。実際に、複数の医療機関を転々としても原因がわからず、症状がどんどん悪化していき、当院に駆け込んで来られる患者さんは少なくないのです。

「医者の判断は正しい。私たちには判断が難しい」そう思われるかもしれませんが、体の悪い変化や違和感が拭えないのではあれば、その旨をしっかり医師に伝えてください。

あるいは、ほかの医療機関を受診してみるのも有効な手段です。

3カ月通ってダメなら専門医を受診する

では、病気の可能性や進行を見極めるためには、どうしたらよいのでしょうか。

まず、医療機関をすでに受診している方は、今行っている治療を続ける必要性を、医師と検討する必要があります。何カ月も牽引や薬物療法などを行っているにもかかわらず、改善の兆しがなくむしろ悪化している場合は、治療法を見直しましょう。

もし手術が必要な状態であれば、セカンドオピニオンに対応する医師と最善の治療法を探るのがよいと思います。

一方で、整体やマッサージ、鍼治療などで症状の改善を試みている人は、判断が難しいともいえます。

多くの人が、「今ある痛みやこりを取り除きたい！」と思うものですし、施術を受けた後に改善の兆候が感じられたら、「しばらく通えば治るかもしれない」と期待してしまいます。

あるいは、友人や家族がマッサージ店に通っていて、「肩や首のこりが改善された」「腰痛がよくなった」と聞いたりすすめられたりすると、気になる人も多いでしょう。しかし、ほかの人と症状が似ていても、その要因をつくり出している体の状態は一人ひとり違います。**人がよいと感じる対処法が、自分の対処法に必ずしも合っているとは限らない**のです。

ほかにも、雑誌やテレビなどのメディアで「スーパードクターがすすめる健康法」といったタイトルの特集を見ると、「手術などの大袈裟な治療をしなくても、治るかもしれない」と希望を抱きたくなるものです。

その気持ちは重々理解できますが、**首から腰にかけての不調の原因は、ただの血行不良や筋肉疲労ではなく、骨や神経に問題が隠れている可能性が高い**といえます。

マッサージ師や整体師、カイロプラクター、鍼灸師などが病気を判断することはできませんから、彼らはよかれと思って施術をしますが、それが適切とは限りません。

では、どうすればよいのでしょうか。

結論からいうと、やはり私たちは、脊椎・脊髄の専門病院への受診を推奨しています。

とはいえ、「すぐに医療機関を受診するのは腰が重い……」という人もいると思います。しかし、原因がわからないまま不調を放置していると、手遅れになったときに後悔することになります。

病気かどうかの可能性を見極めるために、**まずは3カ月、マッサージや整体、鍼治療などで施術を受けたり、気になる健康法を試したりして様子を見ましょう。**

それでも改善の兆しが見られない場合は、脊椎・脊髄の専門病院への受診を検討してください。検査を受けて、病気の疑いが晴れれば心の負担も軽くなるはずです。

自己流の激しい運動も危険

肩や首のこりといった不調を感じていると、血行不良が原因だと思い、運動を始める人もいます。現代人は「運動不足」が指摘されていますから、週に数回ジムに行ったり、地域の公共スポーツ施設などに通ったりしている人も多いでしょう。

とくに在宅勤務などでパソコンの前にいる時間が長い人は、運動不足になりがちです。このような方は同じ姿勢をとり続けるために、筋肉が強《こわ》ばりやすいといえます。

そのため、テレビや本で「自宅できる○○体操」などと紹介された方法を試してみたり、インターネットで健康法を調べる人もいるかもしれません。

しかし、**少しでも骨の病気が疑われる場合、自己流で運動を行うのはおすすめできません。**むやみに運動した結果、神経の圧迫や狭窄が進んでしまい、症状を悪化させてしまう恐れがあるからです。

とくにラグビーのように体ごとぶつかったり、柔道で畳に頭を押しつけたりといったような、強い衝撃を骨に与えるスポーツは控えるのが賢明です。

プロのスポーツ選手は、その競技に適した筋肉トレーニングを行い、受け身などで体を守る姿勢を身につけているので耐えられますが、一般の方が同様の動きを行うと、脊椎に強い負荷がかかる恐れがあります。

とりわけ首の病気は、首が急激かつ大きな衝撃を受けたときに、頸椎（首の骨）が変形してしまったり、骨の中を通る神経が損傷してしまうことがあるため、注意が必要です。

第2章

日本人の99%が知らない「脊椎治療」の新常識

「脊椎」は体を支える重要な組織

第1章では、よくある治療法や対処法についてお伝えしました。

ここからは、脊椎・脊髄疾患が疑われる場合において、どのような治療法や対策をするとよいかを解説します。

本章を読んでいただくと、**今ある症状を根本的に改善するための方法**がわかります。

まずは病気をより深く理解するため、脊椎の構造を知ることから始めましょう。

脊椎とは、いわゆる「背骨」のことです。

私たちの背中には、首からお尻まで「椎骨《ついこつ》」という24個の小さな骨が連結した「脊椎」が通っています。

脊椎は椎骨が積み木のように重なって構成されており、体を曲げたりひねったりする複雑な動作に加え、体重を支えたり、神経や臓器を保護する役割も担っています。

この脊椎が頭蓋骨を支え、体幹を保持して、骨盤につながっているのです。

脊椎は、主に3つのパートから成り立っています。

上から順番に、**7個の椎骨からなる頸椎、12個の椎骨からなる胸椎、5個の椎骨からなる腰椎**です。脊椎を前方から見ると、頸椎が最も小さく、次いで胸椎、腰痛の順番で大きくなっています。その下には、仙骨や尾骨もあります。

脊椎を側方から見ると、頸椎と腰椎は前方に向かって弓なりに湾曲しています。それに対して胸椎は、後方に向かって弓なりに弯曲し、全体としてはS字カーブを描いているように見えます。

脊椎を構成する骨と骨の間には、「椎間板《ついかんばん》」という円板状の軟骨組織があり、

図3　背骨の区分

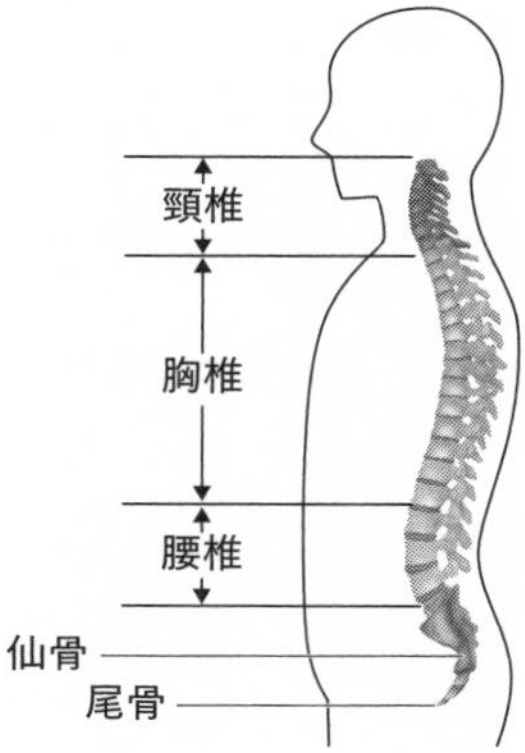

この椎間板がクッションのような役目を果たし、椎骨にかかる負荷を吸収しています。

椎間板の内部には、ゲル状の柔らかい「髄核《ずいかく》」があり、外側を丈夫な繊維軟骨が取り囲んでいます。

椎間板は、加齢によって弾力性が低下します。

このため、劣化によって椎間板が変形することで、背骨の中を通る神経根や脊髄を圧迫し、痛みやしびれなどさまざまな症状を引き起こすのです。

一般的な脊椎・脊髄疾患の治療においては、まず**「頸椎（首）」「胸椎（胸）」「腰椎（腰）」のどこにエラーが隠れているか**を見極めなければなりません。

それぞれの特徴は次のとおりです。

○頸椎

頸椎とはいわゆる「首の骨」のことで、背骨の一番上に位置しています。

腰椎と比べて症状の進行具合がわかりづらく、手遅れになると最も厄介なのが、この頸椎に関わる「首の病気」です。

症状が強く出ると日常生活に支障をきたすだけでなく、軽い転倒や事故がきっかけで、首から下の筋肉が麻痺してしまうこともあります。

ある日突然、車椅子や寝たきりになるのも、首の病気の恐ろしいところです。

首の病気には、主に次のようなものがあります。

- **変形性頸椎症《へんけいせいけいついしょう》**
- **頸椎椎間板《けいついついかんばん》ヘルニア**
- **先天性頸部脊柱管狭窄症《せんてんせいけいぶせきちゅうかんきょうさくしょう》**
- **頸椎後縦靱帯骨化症《けいついこうじゅうじんたいこっかしょう》**
- **環軸椎亜脱臼**

変形性頸椎症は、圧迫される部位によって「頸椎症性神経根症《けいついしょうせいしんけいこんしょう》」と「頸椎症性《けいついしょうせい》脊髄症《せきずいしょう》」に分けられます。頸椎症性神経根症は、脊髄から伸びる神経根が変形した椎間板などに圧迫され、**慢性的な肩こり、手指や腕の痛み、軽度のしびれ**を起こすのが特徴です。

とくに首を後ろに反らしたり、痛みやしびれがある方向に首を傾けたりすると、症状が強く出ます。

加齢や悪い姿勢が招く病気のため、重症でなければ、日常生活での工夫や保存療法などで症状が改善に向かう場合もあります。

一方、頸椎症性脊髄症は脊髄に直接影響が及ぶため、神経根症より症状が出やすく、なかには**ボタンを留められない、小さな字が書けない、箸がうまく使えない**といった症状を訴える人もいます。場合によっては、手術が必要になるでしょう。

頸椎椎間板ヘルニアは、30〜50代の若年層に多く見られます。原因は、骨と骨の間の摩擦を防ぐ役割を果たす椎間板の変形です。**主な症状は首や肩、腕や手の痛みやしびれ**などです。

治療法としては牽引や薬物、神経ブロック療法（局所麻酔薬やステロイド薬の注射で痛みを抑える治療法）などの保存療法が検討されますが、すでに神経が障害を受けていて、症状が強く出ている場合は手術が必要です。

先天性頸部脊柱管狭窄症は、頸椎症や頸椎椎間板ヘルニアと同様に、加齢や悪い姿勢の積み重ねによって起こります。

主な症状は、痛みやしびれ、手足の使いにくさなどです。重症になると**歩行障害や排尿・排便障害**になる人もいます。

治療はまず保存療法が行われますが、症状が改善されない場合は、狭くなった脊柱管のスペースを広げる手術が検討されます。


頸椎後縦靭帯骨化症は、日本人を含むアジア系のとくに男性に多いことがわかっています。

主な症状は手足のしびれ、足がもつれる、階段の昇降が困難になるなどです。ただし、症状の出方には個人差が大きいともいわれています。

治療は、軽症の場合は保存療法を行い、重症の場合は手術も検討されますが、日常生活では転倒やケガに気をつけるなどの対策が必要です。

頸椎後縦靭帯骨化症の患者さんは胸椎黄色靭帯骨化症を合併しているケースも多く、明らかな症状を認めなくても胸椎の検査を行い、合併の有無を確認することが必要です。

○胸椎

胸椎は12本の肋骨とともに胸郭を形成しており、幅が広く大きな形をしています。頸椎や腰椎と比べると、**肋骨に守られて動きが少ないため、老化による影響を受けにくい**のが特徴です。

胸椎の代表的な病気に「胸椎椎間板ヘルニア」がありますが、頸椎や腰椎に生じるヘルニアと比べると、患者数は少ない傾向にあります。また、黄色靭帯が骨化して起こる「胸椎黄色靭帯骨化症《きょうついおうしょくじんたいこっかしょう》」も多く見られます。

胸椎椎間板ヘルニアは、椎間板の変形により繊維輪《せんいりん》（椎間板の外層を形成する組織）が機能しなくなり、椎間板の中央にある「髄核」という組織が外に飛び出すことにより、**背中からわき腹にかけての痛みや足のしびれ**などが現れます。

胸椎黄色靭帯骨化症は頸椎の後縦靭帯骨化症と同じく遺伝的な要因があり、アジア系の男性に多いといわれています。また、頸椎と胸椎の両方に骨化症を合併している人も多くいます。

主な症状は足のしびれや脱力感、症状が進むと歩行困難や排尿・排便障害が起きることもあります。一般的には中高年以降に発症し、長い時間をかけて症状が進行します。

治療はいずれも保存療法が第一に検討され、改善が難しい場合は手術を行います。

○腰椎

腰椎とは、腰の部分を指します。腰は重い上半身を支えるので最も変形しやすく、患者数も多いため、頸椎や胸椎と比べると治療事例が多い傾向にあります。

主に、次のような病気が挙げられます。

・変形性腰椎症

・腰椎椎間板ヘルニア
・腰部脊柱管狭窄症
・腰椎すべり症（分離すべり・変性すべり）
・圧迫骨折（下位胸椎から上位腰椎に多い）

変形性腰椎症は、骨の並びがゆがむことで症状が起こる病気です。骨の並びがゆがんでくると、周囲の靭帯や筋肉に余計な負荷がかかり、主に痛みとなって現れます。女性よりも、中腰や前かがみで仕事をする40代以降の男性に発症しやすいといわれています。

それとは対照的に腰椎変性すべり症は、中年以降の女性に多いといわれていま す。また、分離すべり症は、スポーツをしている若年者に多いといわれています。（野球・サッカー・ゴルフ・水泳・フィギュアスケート等）

主な症状は、腰やお尻の鈍痛、だるさ、痛みなどです。

朝ベッドから下りる瞬間や、しばらく座って動かなかった状態から立ち上がるときに腰が痛む場合も病気が疑われます。

治療は、まず牽引や薬物療法などの保存療法が行われますが、改善が見られない場合や重症であれば手術が検討されます。

腰椎椎間板ヘルニアは若年層に多く、腰の骨を構成する「椎間板」に問題が生じることで起こります。前述のとおり、椎間板は加齢に伴って劣化します。若いころはしなやかに伸縮していた椎間板組織も、年齢とともに水分と柔軟性が失われていくのです。

そうすると、椎間板の中央にある髄核が外に飛び出し、その髄核が神経に当たることによって、**腰や手足の痛み、しびれ、足に力が入らなくなる**などの症状が現れます。

治療は、消炎鎮痛薬や湿布で痛みを和らげたり、コルセットを巻いて腰椎を安静にしたり、それでも改善されない場合は神経ブロック療法などの保存療法のほか、手術も検討されます。

腰部脊柱管狭窄症は、加齢による骨や関節の変形によって、神経の通り道が狭くなって症状が起こる病気です。椎間板の水分が加齢によって失われ、厚みも薄くなると神経が緩んできたり、その周辺にある血管も曲がってきたりします。そうすると血行不良に陥り、神経に行き届くはずの栄養の循環も悪くなります。**長時間の歩行で腰がつらくなって、前かがみで休むようになったり、足の裏に違和感を覚えたりしたら、この病気を疑いましょう。**

また加齢や過労によって靭帯の厚みが増すと、痛みやしびれの症状が出ることもあります。

治療法は、医師から手術をすすめられる人もいますが、保存療法で改善する場合もあります。

普段から**重い荷物を運ぶことが多い人、中腰で作業を続けている人、スポーツをしている人**などは、腰の関節や筋肉に負荷がかかりやすいため注意が必要です。

●症状がより一層強く出ることも

このように、「頸椎」「胸椎」「腰椎」で起こる症状が軽症であれば、保存療法で解決する場合もあります。

ただし、症状が強く出てしまう場合や、神経障害が見られる場合は手術が検討されます。

1箇所の部位だけでなく、たとえば首と腰が両方悪い状態の患者さんもいます。そういう方は、**症状がより強く出てしまう可能性**があります。

とくに後縦靱帯骨化症や黄色靱帯骨化症《おうしょくじんたいこっかしょう》のように、体質的に人体が骨化しやすい人は、首や腰に強い症状が出やすいかもしれません。

首なのか、腰なのか、あるいはそれ以外の部位に問題があるかは、医師の判断と検査結果によります。首の病気なのに首以外に原因があると判断され、湿布や薬などの対症療法によって一向に改善しないケースは多いものです。

当院にも、**「近くの病院で腰を治療したけれど、症状が悪化してしまった」**という患者さんが来られたことがあります。

その方は腰椎の治療で症状の改善が見られなかったため、主治医に「首に原因があるのでは？」と伝えたそうです。しかし再検査を受けても、結局その原因は突き止められませんでした。

その後、当院で精密検査を受けてもらったところ、やはり腰ではなく首（頸椎）の神経の圧迫による症状ということがわかりました。

このように、医療機関や医師によって得意とする治療の部位や術式は異なりますから、事前に確認したうえで受診されることをおすすめします。

加齢とともに神経の通り道は狭くなる

脊椎を構成するのは、主に「頚椎」「胸椎」「腰椎」とお伝えしましたが、これらの骨の内部を縦に通るのが、「脊柱管《せきちゅうかん》」と呼ばれる管です。

脊柱管は骨のトンネルのような構造をしており、その中を前述した「脊髄」という重要な神経が通っています。

この脊柱管が、何かしらの要因で圧迫されたり狭窄状態になることで、病気を引き起こすことがあります。

その原因の多くは加齢です。骨や靭帯が変形したり、椎間板が膨らんだりすることによって、この脊柱管が徐々に狭くなっていきます。40歳を過ぎれば、多くの人の脊柱管は狭くなるといわれています。

ただ、脊柱管が多少狭くなっても、必ずしも病気になったり、症状が現れたりするわけではありません。誰もが病気のリスクを持っていますが、一生、脊椎・脊髄疾患とは無縁で過ごす人もいるのです。

これには、日ごろの生活習慣も深く関与しています。**前かがみなどの悪い姿勢や運動不足、偏食、ストレス**などが続くと、背骨の周辺の筋肉や靭帯の老化が進み、発症のリスクを高めます。

背骨の中の神経が圧迫された状態が長期間にわたって繰り返されると、強いこりや痛み、しびれ、腰痛などが生じ、首から下に麻痺が残る場合もあります。この病態を「脊柱管狭窄症」と呼びます。

先ほど腰椎の代表的な病気として「腰部脊柱管狭窄症」を挙げましたが、脊柱管は首から腰にかけて通っている1本の管なので、脊柱管狭窄症は全脊椎に起こり得ます。

とくに脊柱管の狭窄が起こりやすいのは、第4腰椎と第5腰椎の間です。背骨の中でも最下部のほうに位置し、人が横たわっているとき以外は、上半身の負荷がかかっている部位でもあります。

ただ高齢者の場合は、1箇所だけではなく、複数の部位で脊柱管の狭窄が見つかることも珍しくありません。

脊柱管の狭窄が疑われる初期症状は次のとおりです。

- **肩こりや頭痛、めまいが続いている**
- **腕や手指にしびれを感じることがある**
- **手指の使いにくさを感じる**
- **首や肩甲骨の内側にこりや痛みがある**
- **腰痛が続いている**

・何もない平坦な道でつまずきやすくなる
・足が重だるく、かかとが持ち上がらない
・足裏にしびれを感じる

どの部位に狭窄や圧迫が起こっているかによって、症状の出方が変わります。

先ほど「腰にエラーが出ていると診断されたのに、原因は首だった」という事例をお伝えしましたが、**全脊椎（頸椎・胸椎・腰椎）を総合的に判断できる医療機関を選ぶ**ことも、治療を長引かせないポイントです。

患者さんはエラーが起きている場所を特定できませんから、症状を細かく伺って、検査の結果を踏まえながら医師が正確に判断する必要があるのです。

当院では、**人間ドックならぬ「脊椎ドック」**という検診メニューをそろえていますので、頸椎・胸椎・腰椎いずれの場合においても原因を特定しやすく、それに応じた治療や予防指導を行っています。

脊柱管の狭窄は誰にでも起こり得ますが、進行を防ぐための方法はあります。たとえば、パソコン作業やスマートフォンの操作、車の運転などで長時間同じ姿勢を取ることが多い人は注意が必要です。

また、背骨に負荷がかかりやすい運送業やタクシーの運転手、農業、介護職の方や、座りっぱなしの事務職、立ちっぱなしのサービス業の方も、脊椎・脊髄疾患の発症リスクがないとはいえません。

同じ姿勢を取り続けることや、運動不足、偏った食事などには気をつけましょう。

とはいえ、初期症状のうちは、第4章でお伝えするセルフケアを心がければ、病気の発症や進行を防ぐことは十分可能です。

骨も加齢とともに劣化しますが、年齢のせいだからと諦めず、**背骨に負荷をかけない生活を心がける**ことが健康への第一歩です。

大きく変形した骨は手術以外では治らない

骨は加齢とともに変形するとお伝えしましたが、それが軽度の症状であれば、第1章でも紹介した保存療法を適切に行えば、解決する可能性は十分あります。

また、患部が神経根と呼ばれる、脊髄から枝分かれした細い神経が原因の場合も、よほど重症でない限り、3カ月程度は保存療法で様子を見てもいいかもしれません。

しかし私たちが懸念しているのは、こうした保存療法では改善に向かわず、むしろ悪化している人や、骨の変形が大きく進んで、強い痛みやしびれなどの症状が強く現れている人です。

こういう場合の多くは、手術しか改善するための手立てがありません。

つまり、手術で脊髄の通り道である脊柱管を広げて、神経の圧迫や狭窄が起こらないようにするのです。

その行為を医学用語では「除圧」といい、まさに脊椎への手術は、この除圧による症状の低減を目的としています。

よくある脊椎・脊髄の手術方法

脊椎・脊髄疾患が重症化すると、一般的には手術が検討されます。

では、一般的にどのような手術が行われることが多いのでしょうか。

脊髄の神経障害が起きている状態なら、手術で神経への圧迫を取り除く必要がありますが、そのアプローチの1つに「椎体間固定術《ついたいかんこていじゅつ》」があります。

椎体間固定術とは、徐圧と固定を同時に行う手術のこと。まずは神経を圧迫している部分を切除した後に、患者さん自身の骨や人口骨を挿入移植し、金属（多くはチタン）のスクリューやプレートで固定します。

しかし、ここである問題が起きます。**患部を固定してしまうと、可動域が狭くなったり、周囲の骨に負荷がかかったりします。**

もし7つある椎骨のうち、2つの椎体を手術すると、骨の動きはどうなると思いますか？　実は、固定されていない5つの椎骨により強い負荷がかかってしまうのです。

たとえば、5人のチームで仕事を回すとしましょう。そのうち2人が、何かの事情で突然稼働できなくなったら、残りの3人に5人分の仕事のしわ寄せがいくことになります。骨も同様に、**少ない椎骨で術前のような動きを求められる**ため、より多くの負荷がかるということです。

そしてその状態が続いた結果として、「隣接椎間病変《りんせつついかんびょうへん》」という現象が起こります。隣接椎間病変とは、固定術を行った患部の隣の関節が、時間が経つにつれて傷んでしまった状態を指します。

とくに固定した患部の上下の椎骨への負荷は大きく、術後もしばらくは経過観察をしなければなりません。

人によっては椎間板がつぶれてしまったり、和らいでいたはずの脊髄の圧迫が再発することもあり、その場合は再手術が必要になります。

以前、1箇所だけ椎骨を固定していた患者さんが、その後10年間で10回以上の手術をし、腰から胸椎までの骨がびっしり固定された写真を拝見したことがあります。

一度固定した骨は、元に戻すことができません。

そのため、固定した箇所が多ければ多いほど、可動域はより狭くなり、隣接した椎間に悪影響が広がっていくことは容易に想像がつきます。

また、**傷が完治するまでに時間がかかる**という問題もあります。

一般的な固定術は、手術後に患部の傷が癒えるまで数週間の入院が必要です。そのうち1週間は、点滴で栄養を補給しながら、ベッドの上で安静にしなければなりません。

とくに高齢者においては、体を動かさないために、さまざまな健康への悪影響が考えられます。

まず、安静にしている時間が長いと全身の筋力が落ちますし、血栓や塞栓による脳梗塞・心筋梗塞・肺梗塞のリスクも高まります。

罹患前と同じ筋力を取り戻そうと思うと、高齢の方なら時間もかかりますし、トレーニングも必要です。

加えて、体を動かさないことは**認知機能にも悪い影響を及ぼす**ことがわかっています。寝ていることで脳への血流の循環が悪くなることや、本来は運動などによって筋肉が刺激を受けると脳が活性化されますが、それがないために脳へ刺激が伝わらず、機能低下を招きます。これが、固定術のデメリットです。

固定術は腰の治療事例が多いものの、首の事例もまったくないわけではありません。ただし繰り返しになりますが、首の手術はなるべく行わない方針の医療機関がほとんどです。

当院では、**「Kメソッド」というわずか3㎝の切開で、骨を固定しない手術**を採用しています。Kメソッドは、「難しいといわれる首の手術を安全に行うこと」、そして「患者さんにつらい思いをさせないこと」の2点を両立させるために開発しました。

従来の手術は、首の後ろを15～20㎝程度切開する必要がありましたが、Kメソッドは**「小さく切って深い部分を手術する」**という手法を採用しています。筋肉を切らないのも特徴で、「はがす」方法にすることで、筋肉の組織や血管にもダメージを与えることがありません。

また、固定術は術後1週間ほど安静を要しますが、Kメソッドを受けた患者さんは翌日から元気に歩けるようになるなど、奇跡的な回復を果たしたケースがたくさんあります。

体への負担が少ないため、これまで手術を行った1万件以上の症例のうち、90代の方の手術例もあります。

ただ注意すべき点として、「後方除圧術」と呼ばれる首の手術を受けた方は、このKメソッドで手術を行うことはできません。

Kメソッドは**「筋肉を切らない」ことで負担を軽くする手術**なので、一度筋肉を切ってしまった後では、その恩恵を受けられないのです。その点だけ、ご留意いただきたいと思います。

しかし、「首の手術が失敗すると寝たきりになる」というイメージから、手術以外の治療を望む患者さんも多いようです。たしかに「切らずに治る」なら、それが一番精神面の負担も軽く、よいと思います。しかし、神経障害による症状の根本的な改善には、今のところ手術しか手立てがないのです。

ただ、**手術が必要な体にならないために、日常で取り組める予防策はたくさんあります。**たとえば、簡単な筋肉トレーニングやストレッチ、ウォーキング、枕やマットレスによる予防などです。

本書では、こうした予防策を第4章で詳しく紹介していきます。

検査をしないと何も始まらない

当院は脊椎・脊髄の専門病院です。そのため、表からは見えない骨や神経の状態を診るため、検査を重視しています。

診察の流れは次のとおりです。

①問診
②診察
③検査
④症状の説明
⑤手術（必要ない場合は予防法を指導）

手術を伴う症状かどうか、保存療法でも改善できるかは、実際に検査を行ってみないとわかりません。

なぜなら、脊髄がどのレベルで障害を起こしているかは視診だけでは判断が難しく、検査の結果によって対処法も異なるからです。

その原因を知るために、当院ではまず診察で患者さんに問診を行った後、精密検査を行います。

検査の段階では、主にMRI（磁気共鳴画像法）やCT（コンピュータ断層撮影法）、X線（レントゲン）による画像検査を行います。X線では骨の様子しか写らず、CTでは骨の構造や状態をより詳しく知ることはできても、神経や靭帯の状態を細かく見ることはできません。

一方、**MRI検査では脊柱管が狭窄している部位や、椎間板などの軟部組織の状態、神経への圧迫具合**も目で確認することができます。

なお、放射線による被ばくを気にする方がいますが、ＭＲＩは磁気の力を利用した検査ですから、被ばくの心配はありません。

こうした高性能の機器による検査で、精度の高い結果を提示しながら、患者さんに**「どこがどのように悪いか」を細かく説明**していきます。

そうすることで生活習慣の問題も把握できますし、それを聞いた患者さんも程度の差はありますが、「気をつけよう」という意識が芽生えるはずです。

当院では検査の精度にこだわっていますが、**一部の医療機関ではレントゲン検査にしか対応していない**こともあります。

レントゲンとＭＲＩでは評価する対象が異なるため、やはり片方だけでは不十分です。

患者さんとしても、医師にしか判読できないほど画像が不鮮明だったりすると、自身の首の状態を自分ごとと捉えにくいのではないかと思います。

画像が鮮明で、かつ医師の説明が明確であれば納得しやすいですし、自発的に治療に取り組もうと思えるものです。

骨や神経の状態を詳しく診てほしいと思ったら、**「画像検査の設備がしっかり整っているかどうか」**を重視して医療機関を選ぶことをおすすめします。

あとは問診からの情報や検査の結果を総合的に判断し、こりや痛み、しびれなどの原因を医師が判断していく流れになります。

当院でも検査結果と問診からの情報をもとに、**なぜ今その症状が起こっているかという原因や、これ以上悪化させないための、日常で気をつけるべきこと**の説明を行います。

たとえばストレートネックが原因で、首や肩のこりや痛み、不眠、集中力の低下などの症状を訴える患者さんには、私たちが開発した枕「Kピロー」の使用を推奨しますし、症状の緩和が期待できる習慣があれば、それらを説明します。

手術が必要になるのは、神経が深い障害を受けている患者さんの場合ですが、私たちは、「必ず手術をしてください」といいたいわけではありません。

手術を必要とする状態になる前に、**必要な検査を受けて、自身の体や脊椎の状態を知っていただき、生活習慣を改善し予防していただきたい**のです。

検査を受けず症状を放置したり、体に負担のかかる手術を受けたりしたことを後悔しないためにも、今の骨や神経の状態を「知る」ことが大切なのです。

第3章

「100まで歩こう」を実現するために今日から実践できる予防策

手ぶらでできる筋トレ&ストレッチ

ここまで、さまざまな角度から脊椎治療についてお伝えしてきました。

風邪やインフルエンザなどの一過性の体調不良なら、薬をもらって安静にすれば完治しますが、**骨や神経の問題から起こる病気は、健康習慣の積み重ねが大事**です。

本章では、私たちが掲げる「100まで歩こう」を実現するために今日から実践できる脊椎・脊髄疾患の予防法やおすすめの習慣を紹介します。

まずは、筋肉トレーニング（筋トレ）&ストレッチです。

毎日長時間パソコンやスマートフォンを見る人は、首や肩の筋肉がガチガチに固まっている可能性があります。

このような人は、**どれだけ「正しい姿勢」を意識した生活を送れるか**が、健康寿命を延ばすカギとなります。

正しい姿勢を維持するためにはまず、筋肉の支えが必要です。

姿勢が悪い人は、首の筋肉が前に引っ張られている状態が常態化しています。そのため、いざ姿勢を正そうとしても、すぐに元の悪い姿勢に戻ろうとする習性が働きます。そうすると、筋肉のハリやこりなどの不調につながるのです。

本来あるべき位置で筋力をうまく発揮するには、首が前に引っ張られないための筋肉を鍛え直す必要があります。

なかには、「年を取ると、筋肉量は増えないのでは?」と思っている人もいるかもしれませんが、筋肉は何歳からでも鍛えることができます。

ただ、若年層が筋力をつける高負荷のトレーニングは、高齢者にとって負担となります。そのため、いかに体に負担をかけずに行えるかが継続のカギとなります。

当院でも、患者さんに首回りも含む全身の筋トレやストレッチを指導しています。

筋トレといってもハードなものではなく、**首に多少の不調があったり、手術を受けた方でも、翌日から無理なく取り組めるような運動方法**です。

入院中に体が鈍ってしまった人も、軽い筋トレとストレッチで、強ばった筋肉をほぐすことができます。

ただし、途中で痛みや違和感が出たらすぐに中止し、治療中の方は主治医に相談してください。

●①壁押しストレッチ――全身のストレッチ

「壁押しストレッチ」は、近くに壁があればすぐに始められます（図4）。

初めに壁を背にして、かかとからお尻、肩、後頭部までが壁につくように立ちます。その状態のまま、後頭部の力で壁を押しましょう。このとき、両手の手のひらも壁にしっかりつくようにしてください。

ポイントは、**壁に触れている体の部位が浮かないようにすること。**

このとき、腰の部分が壁にピッタリとつかない人も多いでしょう。

腰と壁の間にこぶし1個分くらいの隙間ができる人は、骨盤前傾――いわゆる「反り腰」の状態です。反り腰は、腰痛や下腹がぽっこり出てしまう原因となります。こういう人は、少しお腹に力を入れて、隙間を減らすことを意識して行ってください。

図4　壁押しストレッチの方法

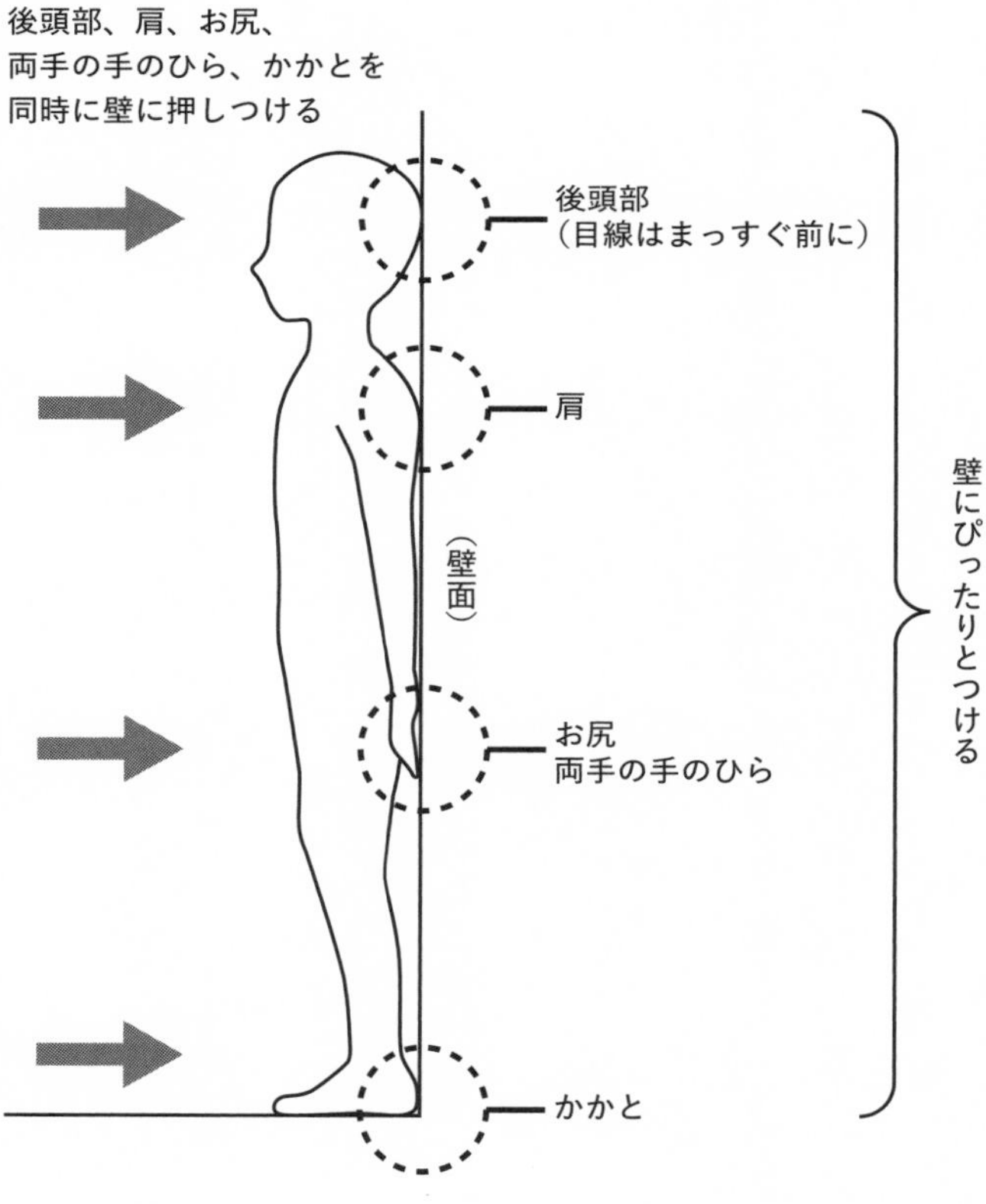

体全体を壁に押し当てることで姿勢が整い、筋肉に適度な負荷がかかって、ストレッチ効果も期待できます。つまり、**「筋トレ」「ストレッチ」「姿勢矯正」の3つの効果を同時に得られる**わけです。

なお、この壁押しストレッチは、姿勢や骨格の調整を目的とした「ストレッチポール」と、同様の効果があるといわれています。

在宅勤務などでパソコン作業が多い人は、トイレ休憩や席を立ったタイミングで習慣にするのもよいでしょう。

②合掌トレーニング——上半身の筋トレ

2つ目は**「等尺性（アイソメトリック）運動」**と呼ばれる運動方法です。等尺性という言葉は、「筋肉が伸び縮みせず長さが変化しないこと」を表しています。

図5　等尺性（アイソメトリック）運動の一例

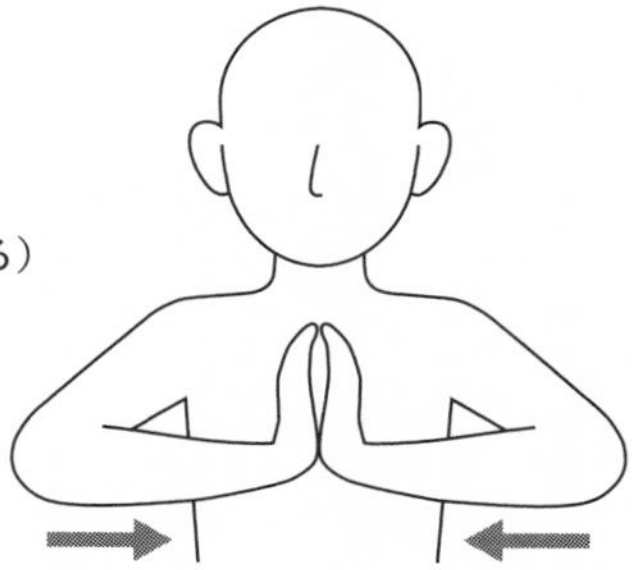
①胸の前で手を合わせる
②肘を左右に張り、押し合う
（※左右の押す力を等しくする）

方法は簡単です。

合掌（図5）のように胸の前で手を合わせ、肘を左右に張って息をゆっくり吐きながら両腕を押し合うだけ。

右腕と左腕の筋肉に均等に負荷がかかり、大胸筋を中心に上半身の筋肉を効率よく鍛えることができます。

③首のストレッチ
――首回りのストレッチと筋トレ

3つ目は、等尺性運動を応用したストレッチです。

これは立ったままでも椅子に座っても行え

ますが、**姿勢を整えてから始めることがポイント**です。

立って行う場合は鏡の前であごを引き、まっすぐな姿勢を意識して立ちます。椅子に座って行う場合は深めに腰かけてあごを引き、肩の力を抜きましょう。これにより、前方に引っ張られていた首や肩の筋肉が後方に戻されて緩んでいきます。

詳しい方法は、図6をご覧ください。

いかがでしょうか。これらの筋トレやストレッチは関節への負荷が少なく、体を大きく動かさず筋肉にアプローチできるため、どなたでも無理なく続けられます。道具を使う必要もありませんので、自宅や会社で隙間時間に行ってみてください。

回数は、それぞれ**1回3秒ずつ、5回を1セットとして、1日3～5回**を目標

図6　手を使った首のストレッチ方法

①頭の後ろで両手を組み、後頭部（首のつけ根の上）に当てる。手で頭を押すとともに、頭も手を押し返すように力を入れる。両手も頭も見た目にはまったく動かない

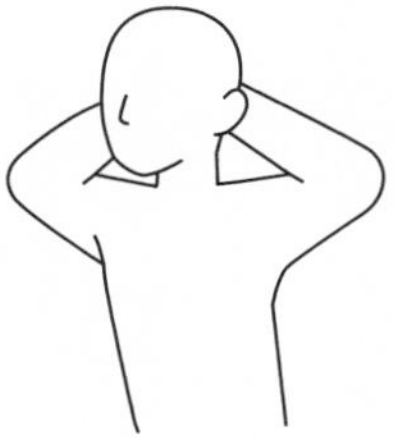

②次に両手を組み、額に当てて頭を後ろへ押す。同じく頭も手のひらを押し返すように力を入れる

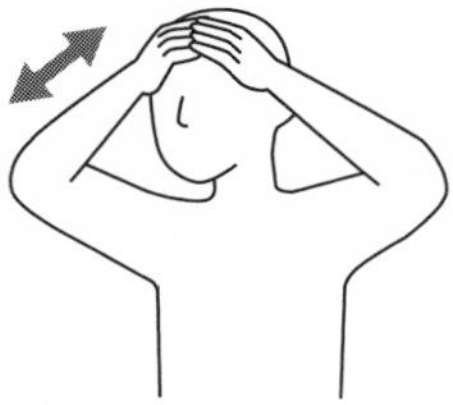

③最後に、片手の手のひらを側頭部（耳の上）に当て、頭部を反対側へ押すとともに頭も手を押し返すように力を入れる。これを左右それぞれ行う

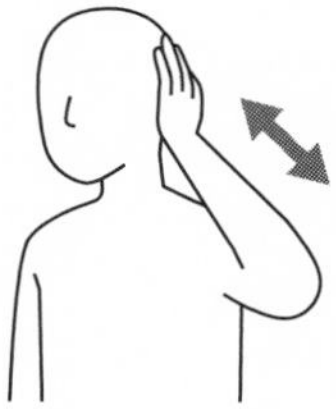

に続けてみましょう。慣れてきたら無理のない範囲で、押す時間や回数を増やしてください。

どんなトレーニングも継続しなければ、筋肉は元の状態に戻ってしまいます。まずは、「3カ月の継続」を目標にぜひ取り組んでみてください。

正しいウォーキングで骨を丈夫に！

「歩くことが健康によい」ということは、多くの人が周知している事実です。ただ、医療従事者が推奨しているウォーキングの方法は、日常生活の歩きや散歩とは異なります。

たまに「犬の散歩で、毎日1時間くらい歩いています」「家事をしながら、室内をよく歩いています」と話す人がいるのですが、それが果たして健康に直結しているかというと、NOといわざるを得ません。

私たちは患者さんに、「次のポイントを押さえてウォーキングを習慣にしてください」と伝えています。正しいフォームで歩くことで、筋力アップや関節の可動域が広がり、全身の血流が促されて、首や肩のこりの解消にも効果的です（図7）。

・あごを引いて、首すじを伸ばし、視線は前方に向ける
・胸を張り、脚を前に出すときにしっかり伸ばす
・歩幅は大きく早足のほうが運動効果は高くなるが、無理は禁物
・腕は前後に振ることを意識する
・かかとから地面につき、つま先（足の親指のつけ根を意識して）で蹴るように歩く

とくに猫背などで姿勢が前かがみになりやすい人は、あごを引いて胸を張って歩くと、首や肩甲骨周辺の筋肉がほぐれて痛みの緩和に効果的です。

また膝や股関節、背骨などに障害がなくできる人であれば、適度で構いませんので、**歩幅を広めに取って、少し早足で歩くことを意識してみてください。**

ウォーキングの前後には、ストレッチ運動が効果的です。

膝や足首、股関節をほどよく伸ばし、関節を柔らかくしておきましょう。

回数や時間は厳密に決める必要はありませんが、1日8000〜1万歩を継続できるとよいでしょう。

なお、ウォーキングは**「サルコペニア」の予防にも効果的**です。

本書の「はじめに」でも少し触れましたが、主に加齢によって筋肉量が低下し

図7　ウォーキングのフォーム

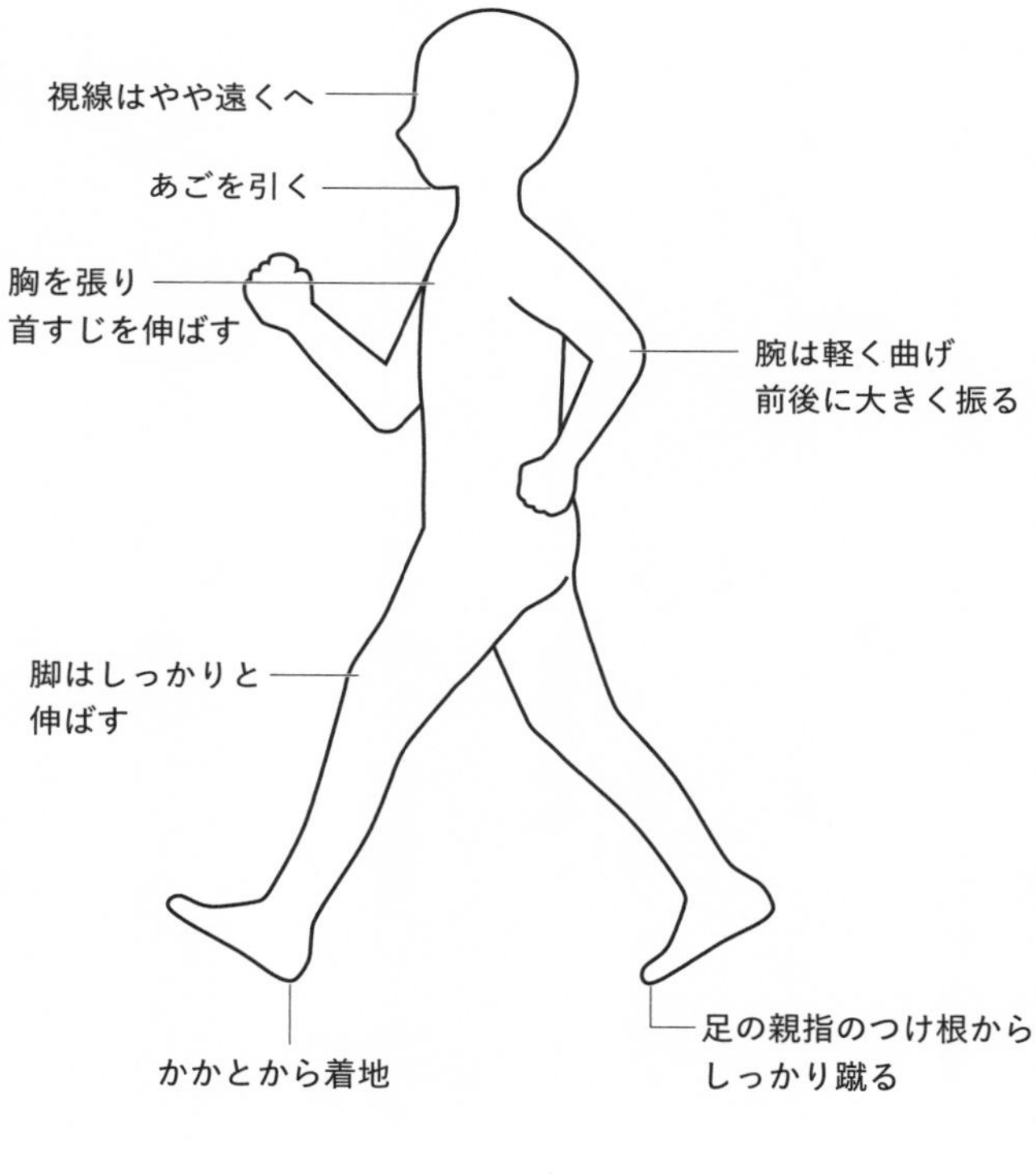

た状態を「サルコペニア」と呼びます。

実際にサルコペニアは、活動量や歩数が少ない人に多く発症することが、東京都健康長寿医療センター研究所による報告でわかっています。

加えて、運動と健康の関係を研究する同施設の青柳幸利氏は、サルコペニア予防には、**女性1日7000歩（早歩き15分）、男性8000歩（早歩き20分）以上が必要**と説いています。これは筋肉量の減少と、筋力低下を防ぐための歩数の目安です。

とはいえ、高齢者がいきなりその歩数を歩く必要はありません。目標を高く設定しても、続かないと意味がありませんから、まずは1日1～2回、体が疲れない程度に歩いてみてください。

歩く時間をつくらなくても、**「一駅手前で降りて、目的地まで歩いてみる」「自転車に乗っていた時間を、歩きに変えてみる」**といった工夫で歩く時間を増やしましょう。

なお、ウォーキングは「有酸素運動」の1つです。有酸素運動とは、筋肉を動かすときのエネルギー源として酸素を使う運動全般を指します。たとえば、ジョギングや水泳、エアロビクス、サイクリングなどが挙げられますが、とくに高齢者や、脊椎・脊髄疾患の疑いがある方は、関節に負荷が少ないウォーキングが最もおすすめです。

注意点として、有酸素運動は20分以上継続しなければ、十分な脂肪燃焼効果を得られません。一定期間継続したウォーキングは、足腰が鍛えられるだけでなく、生活習慣病の予防や肥満体質の改善にも有効です。

また、歩き方によっても効果が半減してしまうことがあります。とくに高齢者は加齢によって下半身の筋肉が衰えて、「すり足歩行」になりがちです。

図8　骨粗鬆症から歩行困難に至るまでの変化

骨粗鬆症

圧迫骨折が起こり、歩行困難に

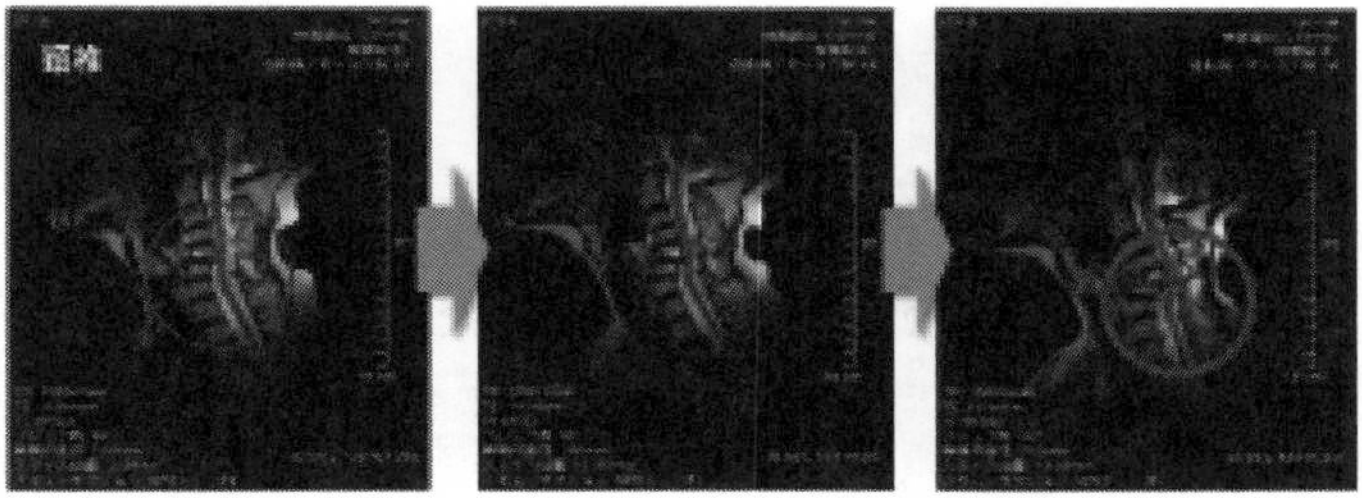

すり足歩行とは、歩行時につま先が上がりにくくなってしまうこと。これでは筋肉を鍛える効果は乏しくなってしまうため、前述したウォーキングのコツを意識して行ってください。

●骨に刺激を与えることが大事

もう1つウォーキングがよい点は、骨が刺激を受けることです。

とりわけ**閉経後の女性は骨密度が低下しやすく、骨粗鬆症のリスクが高まる**ことがわかっています。高齢者も同様に、加齢とともに腸の働きが鈍くなり、カルシウムなどの必要な栄養素が吸収されにくくなることによって、骨がもろくなるのです。
加えて**骨粗鬆症が進むと脊椎が弱くなり、圧迫骨折を起こした結果、歩行困難になる**ケースもあります。

骨密度を高めるには、骨に刺激を与える習慣を続けること。これに尽きます。骨に十分な荷重や衝撃がかからないと、骨量は増えないからです。

たまに「自転車に乗っているので、骨は丈夫なほうだと思います」と話す方がいますが、**自転車と歩く行為は別物と考えたほうがよい**でしょう。
自転車は心肺機能の向上や下半身の筋トレにはなりますが、骨への衝撃が少なく、骨量を増やすという点で効果は不十分です。
丈夫な骨をつくるためには自転車や水泳などよりも、骨に刺激がダイレクトに伝わるウォーキングやジョギングが効果的です。

●「日光」を浴びると骨量が増える

丈夫な骨づくりのためには、「日光浴」も意識しましょう。

外でウォーキングをすると自然と日光を浴びることとなり、カルシウムの吸収を助けるビタミンDが生成されます。ビタミンDは骨を強くする働きがあるため、骨密度の低下を防ぐ有効な対策となります。

食事でカルシウムを多量に摂取しても、吸収されないと意味がありませんから、日光浴が必要なのです。

しかし帽子や日傘、アームカバーなどで遮光を徹底し、紫外線を浴びないようにしている女性は多いものです。たしかに紫外線は皮膚がんや目を痛めるリスクもありますが、適度な日光浴は骨の健康維持に欠かせません。

加えて、日光を浴びると脳内の神経伝達物質である「セロトニン」が分泌されるため、天気のよい日に歩くと、ストレス発散やリフレッシュ効果も得られます。

ぜひ日光を浴びながら、98ページの図7を参考に「正しいフォーム」で歩くことを意識してみてください。

なお、スポーツ庁が2023年に行った「スポーツの実施状況等に関する世論調査」によると、50代から70代までの男女が**「初めて実施した、または久しぶりに再開した運動・スポーツ」の1位はウォーキング**でした。

ほかの運動（トレーニングや体操、ヨガ、階段昇降、サイクリング、水泳など）は1割前後の割合に対して、ウォーキングは6割前後を占めており、気軽に始めやすい運動として支持を集めていることがわかります。

老若男女誰でも取り組みやすい運動ですから、まずは1日15～20分から習慣に取り入れてみてください。

健康な体づくりは「デトックス」から

●ファスティングのすごい効果

健康の土台となるのは、「デトックス」です。

排泄もそうですし、脳から分泌される老廃物を排出する睡眠も、貴重なデトックス・タイム。私たちが睡眠の質を高めたほうがよいと考える理由もここにあります。

そして一定期間食事を断つ「ファスティング」も、胃腸のデトックスには有効です。

ファスティングとは英語の「fast（断食する）」が由来となっており、一般的には固形の食べ物を半日〜数日間摂取しないことを意味しています。

その間、胃腸をはじめとした内臓や消化器官の働きが休まることで、体内に蓄積された老廃物や毒素を排泄する働きが活性化するといわれています。

とくに腸内環境が整うことによるデトックス効果が高く、肌荒れの改善や、免疫力の向上なども期待されます。

ファスティングは欧米でも広く普及しており、健康や美容の目的で注目されています。一方で、日本ではどうでしょうか。

2023年に株式会社サプリポートが運営する情報サイト「サプリポート」が、ファスティング実践者50名にアンケートを実施したところ、ファスティングを行う目的について、**「ダイエット」と回答した人が7割を占め1位、次いで「便秘（腸内環境）改善」や「臓器の休養」「免疫力アップ」**という結果でした。

日本では、健康維持よりもダイエットなど美容を目的としている人が多いようです。

しかし、ファスティングの本来の目的は、**デトックスによる腸内環境の改善と、臓器の休養**です。栄養飢餓状態をつくり出すことによって、今まで消化・吸収に使われていたエネルギーが、ファスティング中は体の修復・排出の働きに切り替わります。

その結果、体内の環境が整うのです。

「血液がきれいになる」という利点もあります。食べ物を摂取すると、化学合成添加物や農薬などの不要な物質も体内に取り込まれていきます。その処理のために肝臓や腎臓が働き続けることによって、血液の浄化作用が落ちてしまうのです。

ファスティングでは食事の供給を止めることで、老廃物や毒素を排出しやすい体内環境をつくり出せることがよい点です。

ファスティングの方法は、さまざまあります。

一切の食事を摂らず、水だけの水分補給で行う場合もあれば、酵素ドリンクなどで、胃に負担をかけない程度に栄養を摂りながら行う場合もあります。また、「週末だけ」「2週間だけ」「12時間食べない」など時間も期間もさまざまですが、**おすすめは「16時間ファスティング」です。**

たとえば1日2食（昼夜を想定）にすれば、午後8時に夕食を終えた時点から16時間断食を始めると、翌日の正午までは食事や飲酒を控えればよいことになります。

1日3食の場合は、8時間以内に朝食・昼食・夕食を済ませられるように設定するとよいでしょう。

私は**1日2食、午前6時と午後1時に食事をして、夜は何も食べない**16時間ファスティングを毎日行っています。

●カロリーの過剰摂取が病気を招く

ファスティングをすすめたい理由に、日本人の食生活があります。

日本人はとかく、カロリー過多な食生活になりがちです。

厚生労働省が発表した「日本人の食事摂取基準（2020年版）」によると、生活習慣病の予防の指標となる脂質の1日の摂取量は総エネルギーの20〜30％となっています。

一方で、「国民健康・栄養調査（2019年版）」を見ると、20歳以上の脂質のエネルギー比率（総エネルギー摂取量に占める割合）が男性は約35％、女性は約44％という結果が示されており、やはり脂質を摂りすぎています。

脂質や糖質は、多すぎても少なすぎてもよくありません。食卓にもラーメンにご飯、パスタにピザなど、炭水化物を過剰に摂っている人も多いようです。

そもそも人類の歴史を振り返っても、1日1食あるいは2食の時代のほうが長かったわけですから、現代人は明らかに食べすぎなのです。

カロリー過多の食生活は、肥満体質や生活習慣病を引き起こす要因にもなります。

とくに脊椎・脊髄疾患を抱えた患者さんが生活習慣病を併発すると、治療が困難になることは、容易に想像がつくと思います。

なかには**「化膿性脊椎炎《かのうせいせきついえん》」のように、免疫力が低下した中高年がかかりやすい病気**もあります。栄養が偏ると免疫力を低下させる要因にもなるため、バランスのよい食事を心がけましょう。

●便秘は老廃物を体内に留めること

デトックスの妨げになる便秘もよくありません。

とくに暴飲暴食をすると、胃腸に負荷がかかり、腸内環境が悪化して便秘になります。その結果、免疫力も低下して病気にかかりやすくなります。

1日3食、満腹になるまで食べている人は、**腹八分ならぬ「腹五分」くらいの**

食事量を目安にしてもよいかもしれません。

また、便秘になると腸内に悪玉菌が増えて、アンモニアなどの有害物質が発生します。この有害物質が血液を通って全身に巡ることで、肩こりや疲労感、頭痛などを引き起こすこともあります。

便秘は運動不足でも起こり得ますから、やはり適度な運動も必要です。先ほどご紹介したウォーキングを行っていただければ十分だと思います。

水分もしっかり摂りましょう。水分補給は腸のぜん動運動（排便を促す腸の動き）を活発にするだけでなく、尿として排泄されやすくなります。

尿を多く出すということは、それだけたくさんの毒素や老廃物を体外へ出すということなので、こちらもデトックスにつながります。

●食べる順番は「ベジタブルファースト」で

食べる順番にも、工夫を凝らせることはあります。

私が推奨しているのは、野菜から食べる「ベジタブルファースト」です。以下の順をおすすめしています。

①サラダや野菜入りの味噌汁・スープ
②肉や魚などのタンパク質
③ご飯などの炭水化物

主食のご飯からではなく、野菜入りのメニューから食べ始め、肉や魚などのタンパク質、ご飯などの炭水化物の順番で摂取すると、血糖値の上昇を抑えてくれます。

血糖値が急激に上がると、糖尿病予備軍や動脈硬化、肥満につながる可能性があり、放置すると脳卒中や心筋梗塞などのリスクも高まります。

野菜から食べることでお腹も満腹感を得やすく、早食いも防いでくれます。

もちろん、食事は栄養面も考えて摂ることが大切です。

たとえば、体のエネルギー源となるタンパク質や炭水化物、脂質のほか、ビタミンやミネラルも健康維持に欠かせない栄養素です。

タンパク質も、できれば動物性と植物性の両方を摂りましょう。動物性タンパク質は肉・魚・卵・乳製品などに豊富に含まれ、筋肉づくりにも欠かせません。植物性タンパク質は、豆や豆腐などの大豆製品に多く含まれています。

どの栄養素も、「適切な量」を摂ることが大事です。

体に必要な栄養はバランスよく摂りつつ、カロリーの摂りすぎには注意してください。そして、基本的には**「入れるより出す（デトックス）」**ことを意識した食生活を送りましょう。デトックスについては、105ページで解説しています。

体や首をできるだけ冷やさない

体や首回りを冷やす習慣や行動にも気をつけたいところです。

「冷えは万病のもと」といいますが、体が冷えてしまうと内臓の働きが低下して免疫力が下がります。


体を冷やさないために、私は「白湯」を飲む習慣をおすすめしています。

白湯とは、水を沸騰させたお湯のこと。水道水なら沸騰させて残留塩素（カルキ）を抜くのがよいですが、ミネラルウォーターなら鉄瓶や電子レンジで温めるだけで白湯として飲めます。

起き抜けに白湯を飲むと、就寝中に汗として失われた水分を補給できるだけでなく、体がじわじわと温まって腸の働きが活発になり、スムーズな排泄にもつながります。

また麦茶やビール、夏野菜などの、体を冷やす食べ物を過剰に摂取することを控えるのもよいでしょう。

旬の食材は栄養価が高いという利点もありますが、過剰な摂取は代謝不良につながります。体を冷やすものを飲食するときは、生姜や唐辛子、冬野菜といった体を温める食材やスープなどを同時に摂るのもよい対策です。

一方で、外部からの影響によって体が冷えてしまう可能性も考えられます。

冷房の効いた室内に長時間いると、体は体温を逃さないように交感神経が活発になり、血管を収縮させます。そうすると血流が悪化し、体の冷えが起こり始めます。

とくに首は露出の多い部位ですから、冷え性の方はスカーフや襟つきのシャツを着るなどのちょっとした工夫で、首元を冷えから守りましょう。

そもそも体が冷えて血行不良に陥ると、体内に蓄積された老廃物はやがて「痛みのもと」に変わります。**ゆえに脊椎の病気から起こる痛みも、より強く感じさせてしまう**のです。

第1章の温熱療法のところでも触れたように、患部を温めることは痛みの緩和に効果的です。それが根本的な改善には至らないとしても、痛みが一瞬でも和らぐなら、お風呂に浸かるのもよいでしょう。

入浴のスタイルは人それぞれですが、なかには「朝風呂が好き」という人もいます。しかし昼間に蓄積された筋肉の疲労を回復させるには、夜の入浴をおすすめします。血液が全身を巡って就寝時の寝つきがよくなります。

一方で、入浴せずにシャワーだけで済ませている人も多いものです。シャワーを肩や首に勢いよく当てればマッサージ効果がある、こりがほぐれると思われがちですが、**体が十分に温まっていない状態では血行促進効果が半減します。**

なるべく夜にゆっくりと湯船に浸かる習慣を身につけたいものです。

ここまでご紹介してきた方法は、お金もかからず誰でもすぐに始められます。取り組めるものからぜひ試してみてください。

人生の質は1日1日の積み重ねによって決まりますが、それは健康も同じです。**毎日の習慣が体を健やかに変化させ、健康な未来をつくっていくのです。**

新しい習慣を「根性」や「意思」だけで身につけようとしても、なかなかうまくいきません。継続が難しいと思ったら、次の3つを意識して取り組んでみてください。

• 先に時間と場所を決めて、予定を埋めておく

・人を巻き込んで、一緒に続けられる仕組みをつくる
・続けた先の明るい未来を想像し、義務感ではなく楽しくやる

首に負荷をかけない枕を選ぶ

私たちの健康維持に欠かせないのが「睡眠」です。

1日8時間眠る人は、人生のおよそ3分の1を睡眠に費やしていることになります。

良質な睡眠を確保するうえで、「寝具選び」は重要です。**とくに後頭部と首を支える「枕」は、頸椎（首の骨）の状態を左右するといっても大袈裟ではありません。**

体に合わない枕を使用すると、寝返りがうちにくかったり、いびきをかきやすかったり、肩や首のこりや痛みが悪化するだけでなく、睡眠の質が落ちて疲れも取れにくくなります。

なかには睡眠時間を十分確保したにもかかわらず、**「疲労感が残っている」「肩や首のこりが悪化した」「頭痛がする」**といった症状を訴える人も珍しくありません。

「首や肩のおさまりが悪い」「朝起きたら枕から頭が外れていた」という人も同様に、枕が合っていない可能性があります。

私たちが生活している間、首は常に重い頭を支え続けています。

その重さは4～6kgといわれており、前かがみになると負荷が何倍にもなってかかり続けます。にもかかわらず、**頭の重さから唯一解放される睡眠時間に合わない枕を使い続けると、首にかかる負荷は相当なもの**です。

枕メーカーが行った睡眠の統計データによると、約86％もの人が「枕が合っていない」と回答しています。

また、現在使っている枕に不満があると答えた人は約59％、肩や首がこると答えた人は約48％と、多くの人が枕に関する悩みを抱えていることがわかります。

近年は、医師や整体師、快眠セラピストといったあらゆる分野のプロが監修した枕や、後頭部の高さや首の形状に合わせてカスタマイズできる「オーダメイド枕」など、枕の選択肢が増えています。とくにオーダーメイド枕は人気のようです。

しかし頸椎のカーブが変形し、**ストレートネックの状態になっている人が、そうした枕を使うことが絶対によいとはいえません。**

すでに変形を伴った骨に沿って枕をつくっても、首の状態は改善に向かわないからです。それどころか、合わない枕で頸椎への圧迫や狭窄が進み、症状が悪化

図9　枕に関する調査

お使いの枕に満足していますか？

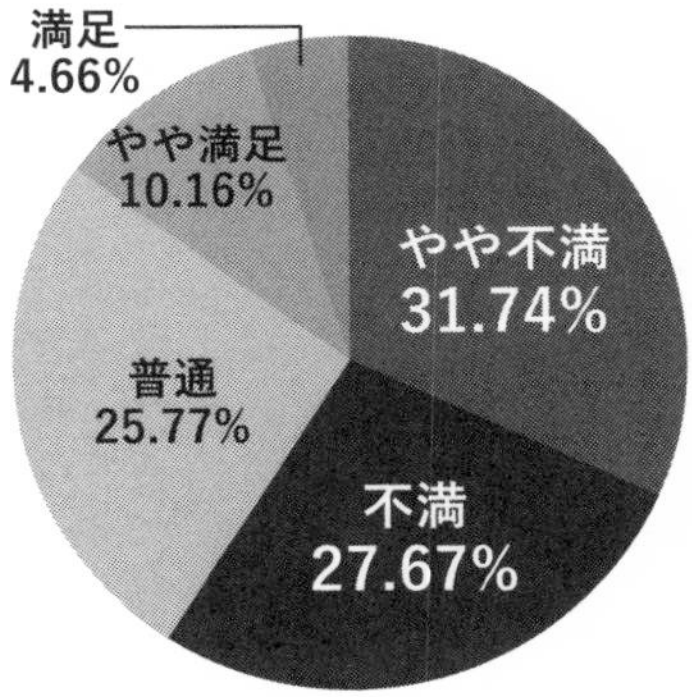

お使いの枕の不満に思うところは？

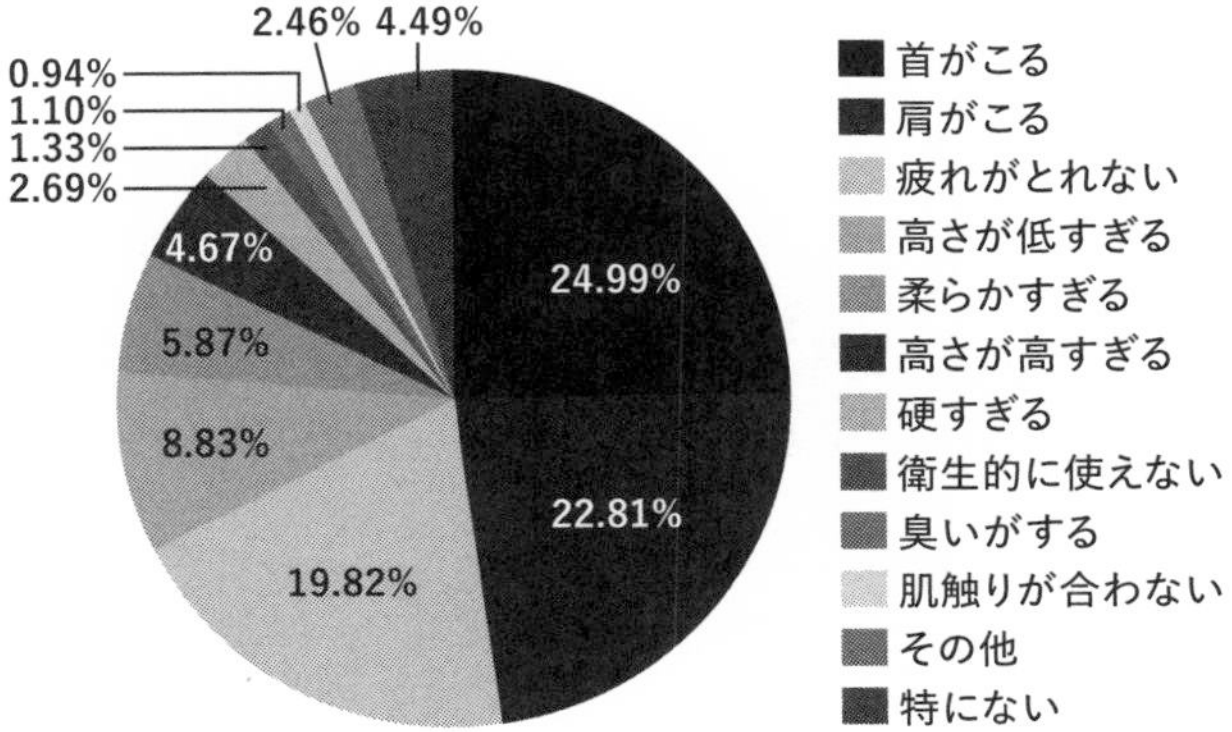

出所：まくら株式会社「睡眠の統計データ」をもとに作成

するリスクもあります。

オーダーメイド枕は、測定者の知識や経験によって品質に差が生まれやすいため、首の状態がよくない方は注意しましょう。また、硬さや高さなどを自身の好みや判断で決める際も注意が必要です。

なお、枕が高い・低いという話はよく話題になりますが、**首が悪い人は枕が高すぎる傾向にあります。**

高い枕は首が前屈した状態で寝ていることになりますから、頸椎の変形がすでに進んでいる人はラクに感じるはずです。反対に低すぎる枕も一概によいとはいえず、仰向けで寝た姿勢の首の支えとしては不十分です。

では、どの程度の高さの枕が首にとってよいのでしょうか。ここで、枕の高さを見極めるポイントをお伝えしましょう（図10）。

図10　体に合った枕選びのポイント

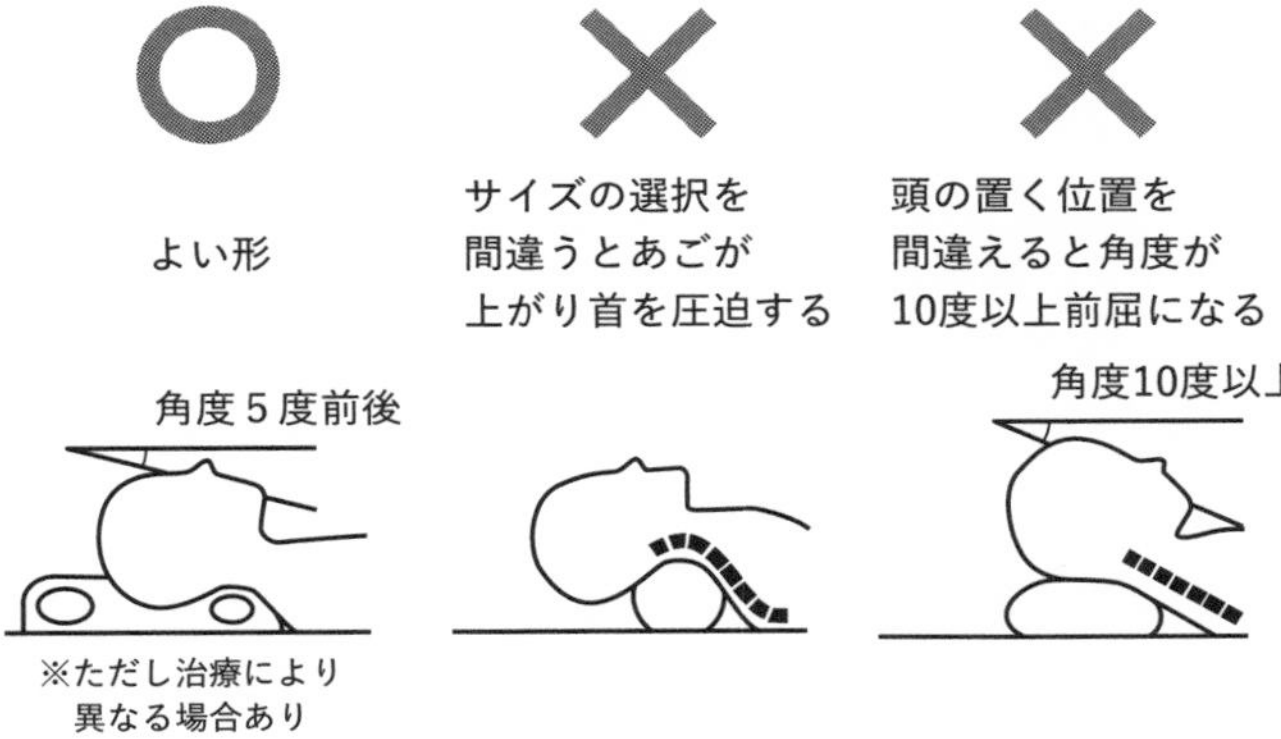

枕から天井を見上げたときの目線に注目して、まっすぐではなくやや前方の天井が目に入るかどうかを確認してみてください。この姿勢は、**枕に頭を置いたときに5度前後目線が下がることになります。**

注意すべき点は、頭を置く位置が前方にずれてしまうこと。

この状態では、枕の高さが適切であっても首は支えられていないことになり、天井よりさらに前方にある壁のほうへ目線が傾く可能性が考えられます。

枕は首を支えるものですから、**頸椎の緩やかなカーブに首を沿わせた状態の高さがベスト**です。

加えて、枕には寝返りの問題もあります。

人は、一晩で30回もの寝返りをうつといわれています。寝返りは体の一部にかかる体圧を分散させたり、体温や湿度を調整したりする役割がありますから、寝返りがスムーズにうてない枕には注意が必要です。

そもそも仰向けと横向きの姿勢では、体が枕に接触する面積が異なるため、動きによっては首を適切に支えられません。横向きになれば肩の高さが加わり、首と枕の間に隙間が生まれて不安定な寝姿勢になります。

寝姿勢が変わっても、首を適切に支え続けられるかどうかが「よい枕」のカギとなります。

図11　ストレートネックが改善するまでの変化

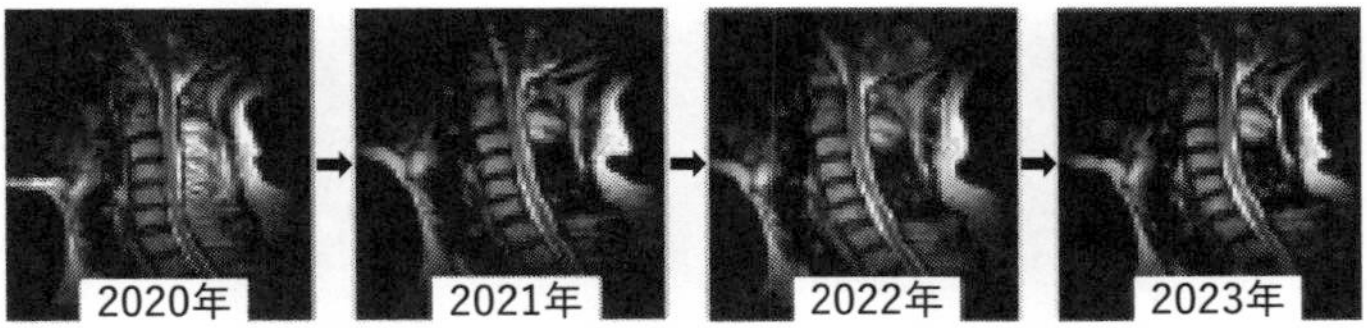

●首を理想の状態に導く「Kピロー」

私は枕の重要性に早くから目をつけ、10年もの歳月を費やし、首にやさしい枕を開発しました。

開発から20年以上経った今では（2024年現在）、臨床試験で収集していたデータによってストレートネックの予防・改善の効果を証明することができました。２０２０年以降、私が所属する「一般社団法人日本脊髄外科学会」総会においても、その研究成果を発表しています。

「本当に首によい枕を使ってほしい」という思いから、開発当初から臨床データを積極的に集め、体圧分散や反発弾性、耐久性などを細かく記録していきました。

正直、枕の開発にここまで時間を要するとは思っていませんでした。

初めは患者さんのためにつくった医療専用の枕でしたが、「商品化してほしい」との声を多く頂戴し、一般のみなさまにも届けられる体制が整ったのは、つい最近のことです。この枕で頸椎に関わる疾患の進行抑制や、ストレートネックの予防・改善にお役に立てれば、これほどうれしいことはありません。

今となっては思い出話ですが、ゼロからの開発は、一筋縄ではいかないことが多くありました。

まず驚いたのは、市販されている多くの枕が、非常に早い段階でへたってしまうこと。**使い始めてしばらくは「よい枕」の形状や高さを保っていても、半年から1年くらいで理想の状態を保てなくなってしまう**のです。

素材がへたりやすく寿命が早い枕は、たとえ高額なオーダーメイド枕であっても、短期間で買い替えなければなりません。

首や頭を毎晩支えるものなので、へたりにくく機能が維持でき長く使える枕には価値があります。私たちは耐久性にこだわり、「へたりにくい」枕を目指しました。

最も苦労した点は、**「適切な高さで首を支え維持すること」と「寝心地のよさ」を両立させること。**

前述したように、人は一晩で30回程度の寝返りをうっているため、枕には首を適切に支えるための機能が求められます。一方で、どれだけ機能面が優れていても、寝心地がよくないと快適に使っていただけません。

これらの課題を解決するべく、私たちはまず「素材」にこだわりました。

枕の素材に非常に細かいポリエチレンを入れることで、頭と首の重みを自然に支える機能を発揮しやすくしたのです。

ポリエチレンはパイプ素材などで枕にもよく使用されますが、これを1㎜程度の細かいビーズ状にすることで、体圧分散性を高めました。**体圧分散性の高い枕は、頭を枕に置いたときに一定の面積にかかる圧力が小さくなるため、首への負荷を和らげるのに好適なのです。**しかも極小ビーズの集合体は流動性に優れており、頭や首のカーブによくなじみます。

しかし頭や首を支える面積が狭いと、寝返りをうつたびに深く沈み込み、首や肩にかかる負荷は大きくなります。当然、寝返りもスムーズにうつことができませんし、寝心地も悪くなるでしょう。

理想は、**仰向けでは頸椎がS字カーブになり、横向きではまっすぐな状態を保てる枕**です。そうすると、どのような寝姿勢でも首に負荷をかけず、快適な寝心地で眠ることができます。

図12　寝姿勢と枕の関係性

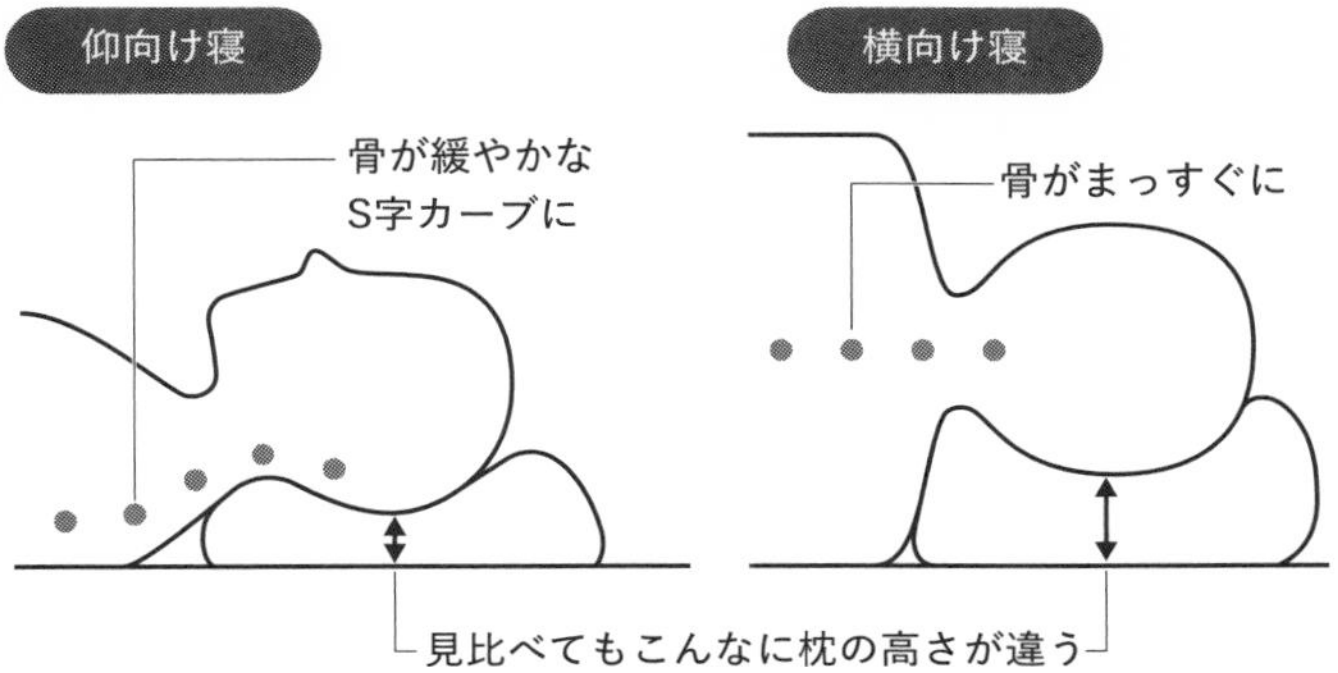

2つ目にこだわったことは、枕の形状です。**頸椎のカーブを意識したつくりなので、首を沿わせて寝ると、理想的な湾曲を保てる**ようになっています。枕はワンサイズですが、向きを変えることで高さを2種類から選ぶことができます。

3つ目に、**低反発のウレタンフォームを重ねた**ことも特筆すべき点です。体圧分散を高めてくれるポリエチレンの上にウレタンを重ねたことで、頭や首の重みをさらに分散できる構造になっています。

こうした試行錯誤の末に誕生した**「K**

ピロー」は、使用から3～5年は理想的な形状を保てる、非常に「へたりにくい」枕です。

日中使用することもできるので、昼夜兼用の場合は約3年、就寝時に枕としてだけ使用する場合は、約5年の耐久性が期待できます。私たちが行った耐久性試験では、それぞれの期間で、**98％以上枕の機能を維持できる**ことがわかっています。

また、寝ている間に「ストレッチ効果」が期待できるのも特徴です。寝ている間にストレッチと聞くと、「一体どういうことだろう」と思う人も多いでしょう。

実は、先に「等尺性運動」をご紹介しましたが、この運動と同じ状態が、就寝中にも起こっているかもしれないのです。なぜなら、頭と首が適切に支えられ、適度な反発力のある枕なら、自分の頭の重みで自然と枕と押し合っていることになります。

そうすると、筋肉によい作用が働きます。

首の適切な前弯が枕によって保たれていれば、筋肉は正しい位置を覚えようとします。睡眠中に筋肉が不適切な方向へ動かされ、緊張状態が続いてしまうので、何かしらの不具合が起きやすくなるのです。

朝起きても、前日からの首や肩のこりが取れない、むしろ悪化してしまったケースがまさにそれです。

首によい枕を使えば、筋肉によい刺激を与えることができます。

開発段階では多くの壁にぶつかりましたが、Kピローは大人のみならず、ストレートネックの問題が深刻な子どもにも強く推奨しています。

ぜひ**親子三世代で、「首によい枕で寝る」ことを習慣にしていただきたい**と思います。

余談になりますが、私たちが枕の開発に至った背景には、東レ株式会社の存在がありました。当時、私が東レの社長と副社長の診察や治療をさせていただき、「何か恩返しがしたい」と言われたことがきっかけでした。

その後、「枕を開発したい」と伝えたところ、東レの全面的な協力により枕を世に出すことができました。本当にありがたいことです。

今では当院のスタッフや患者さんはもちろん、過去に取材をしてくださったメディア関係者の方々にも使っていただいています。

なお、Kピローは就寝時だけの使用に限りません。

たとえば、**自宅で本やテレビ、携帯やスマートフォンを見ながら、5～10分横になるだけでも効果的**です。出張先や旅先のホテル、会社の休憩室などで使うのもよいでしょう。

とくに前かがみの姿勢で過ごす時間が長い人は、**2〜3時間に1回、10〜15分の時間をつくって、ぜひ「首を休める習慣」を身につけてください。**

体を支えるマットレスも予防になる

私たちがこだわったのは、枕だけではありません。**寝具に欠かせないマットレスも、脊椎の生理的湾曲の維持や変形予防に重要な役目を果たします。**

枕の次に開発したのは、「**Kマットレス**」です。こちらも開発に10年の歳月を費やしました。

マットレスは寝心地や寝返りに大きく関わる**高弾性（スプリング特性）や体圧分散性、耐久性のほか、衛生面もより考慮しなければなりません。**私たちはこれらを含む8つの実験項目を掲げ、1つずつ時間をかけて検証していきました。

とくに**体圧分散性と高弾性（スプリング特性）**は、眠りの質や寝返りのしやすさを左右する重要な要素です。

体圧分散性の低いマットレスは、体の一部に無理な力がかかりやすく、使い続けることで首や肩、腰などに局所的な痛みを招く恐れがあり、低反発マットレスでは体が沈み込んでしまい、スプリング特性も低いため寝返りが困難となります。

人間が横たわる姿勢になったとき、最も体圧が集中するのが腰やお尻です。

たとえば、寝たきりなどで**ベッドにいる時間が長い人は、体を圧迫している箇所の血流が滞ったり、組織が傷んだりといった褥瘡《じょくそう》のリスクが高まります。**

とくに腰椎椎間板ヘルニアや腰椎すべり症、腰椎狭窄症などの腰の持病がある方は注意が必要です。

理想は、体が受ける力をできる限り分散させて、寝返りがうちやすく、へたりにくいマットレスです。

私たちはまず、**「ハニカム構造」と呼ばれる、医療や介護用に開発したクッション材を採用しました。**ハニカム構造とは英語で「Honeycomb（ハチの巣）」という意味で、蜂の巣のような正六角形や正六角柱を隙間なく並べた構造になっています。

加えて体圧が集中しやすい腰やお尻の部位には**ブラインド・アーチ構造**を取り入れ耐圧が分散し、高弾性（スプリング特性）により寝返りがしやすくなります。マットレスに体が接する面の衝撃力が最小限に抑えられ、深く沈み込まないためです。

長く快適に使用するためには耐久性も大事です。

私たちは耐久性を測るための圧縮試験で、約8万回の押圧を連続で行った結果、98・2％の復元率をキープ。枕同様にへたりにくく、8〜10年は理想の状態を保てるマットレスを開発することができました。

就寝中は汗をかくため、通気性を気にする人も多いと思います。私たちが開発したマットレスは95％以上の空気層を取り込むため、通気性がよく、汗や湿気も効率よく発散します。暑い日でも寝苦しさが軽減され、快適に眠ることができるでしょう。

この空気層は、冬は断熱材として冷えや寒さから体を守る大切な働きをします。また、ポリエステル繊維で編まれているため２００度以上の耐熱性があり、湯たんぽや電気毛布の使用にもまったく問題がありません。

今後もマットレスの臨床データは継続して集め、医療や介護の現場だけでなく、高齢化社会の一助になればと考えています。

本章の最後に、もう一度大事なことをいいます。

寝具にこだわることは、脊椎・脊髄の疾患予防において非常に重要です。将来寝たきりや歩行障害にならないためにも、人生の多くの時間を占める睡眠時間を利用しない手はありません。

しかも、**寝具を変えるだけで健康寿命が延びる可能性がある**のです。

睡眠の質は、私たちの心身の健康に大きな影響を与えます。最近の研究では、人間の脳は睡眠中に60％も縮小し、有害な老廃物を脳組織から体内循環に送り出すことが明らかになっています。これらの老廃物は肝臓で解毒されますが、アルツハイマー病と関連するような有害なタンパク質も含まれているのです。このことからも、良質な睡眠を確保するための枕やマットレスの選択は、とても重要だといえます。

また、本章で紹介したファスティングやデトックスは、食事においてだけでなく、睡眠の質を向上させる「スリープファスティング（スリープデトックス）」としての効果も期待できます。

現在使用している枕やマットレスが自分の体に合っていないと感じる方は、将来の健康への投資と捉えて、新しい寝具への買い替えを検討してみてはいかがでしょうか。

第4章

子どもから大人まで！健康的な脊椎を維持するための方法

知らず知らずのうちに病は進行する

よく**「症状が現れたタイミングが、病気の始まり」**といわれますが、脊椎・脊髄疾患は、病気が進行していても本人が気づかないことがあります。

その理由は2つあります。

1つ目は、肩こりや首の痛み、腰痛、手足のしびれや動かしにくさなどの症状を**「年のせいだから」「もともと肩がこりやすいから」「最近疲れているから」**という理由で済ませて、「この程度の症状ならいつものことだし、医療機関をわざわざ受診する必要はない」という判断に至ってしまうからです。

とくに肩こりは現代病の1つですし、腰が重い・だるいといった症状も、自身で病気とは判断しにくいものです。

2つ目は、骨や神経のエラーは長い年月をかけてダメージが蓄積されて起こるため、本人が危機感を持ちづらいという点です。

しかし、**生活に支障が出るほどの症状が現れ始めたときには、すでに重症化しているケース**は決して珍しくありません。

また、本人は軽症という認識であっても、検査を行うと脊髄が損傷する一歩手前……といった事例もままあります。

このため、私たちはいつも細心の注意を払っていますが、**「もう少し早く医療機関を受診していたら……」と思ってしまう患者さんはまだまだ多い**のが実情です。

つまり、脊椎・脊髄疾患の多くは、ある日突然発症するわけではありません。もっと前段階で、症状につながる要因が「伏線」として敷かれていたはずなのです。

ある程度予防できていたとわかれば、**「生活習慣を見直せばよかった」「予防にしっかり取り組んでおけばよかった」**と誰もが思うことでしょう。

日本人は往々にして、予防医療に対する意識が低く、**「具合が悪くなってから病院に行こう」という判断になりがち**です。発熱や痛みや炎症が強く出た場合などは、すぐに治療しなければいけないと焦りますが、生活に支障が出なければそのままやり過ごしてしまうでしょう。

しかし、本書でも何度かお伝えしているように、骨や神経の問題は、**私たちの日常を一変させる怖さ**をはらんでいます。

なかには脊髄が損傷したことによって歩行困難になり、健康習慣のために始めたゴルフを断念せざるを得なくなった方もいます。動けない時間が増えると体はどんどん鈍り、生活の楽しみが半減してしまうことは想像に難くありません。

このような患者さんがよく口にするのは、**「つい最近まで元気な体だったのに……」という言葉**です。医療従事者の立場で見れば、その種は5〜10年という長い年月の中で大きくなって、ついに体が限界を迎えたのだと私たちは判断します。

知らず知らずのうちに、病は進行する――。まずはそのことを知ってください。

未来の健康は、私たちがどのような選択と行動を繰り返すかによって決まります。

一次予防をしっかりと行っていれば、病気のリスクを低減でき、その後の治療の負荷も軽くなります。１００歳を超えても動ける体を手に入れるために、自身の健康状態を知り、予防を心がけることは重要です。

健康寿命を延ばすカギは「脊椎ドック」

脊椎（背骨）は、体を支える1本の「柱」のような役割を果たします。

人が立ったり座ったりできるのも、この脊椎が正常に機能してくれているからで、ここに異常が起きるとあらゆる弊害を生むことは、本書でも繰り返しお伝えしてきました。

脊椎を支える靭帯や関節、椎間板は加齢や生活習慣によって変形を起こし、脊椎中を通る神経にも影響が広がっていきます。

つまり、神経が障害を受けることは誰でも起こり得るからこそ、手遅れにならないための予防策が必要なのです。

日常のなかで行えることは第3章でお伝えしましたが、もう1つ推奨したい予防法があります。それが**「脊椎ドック」**です。

脊椎ドック——聞き慣れない言葉かもしれませんが、当院では2013年に開院以来、一般の患者さんをはじめ、スポーツ選手や著名な方々にも毎年受診していただいています。脊椎ドックの大々的な宣伝はとくに行っていませんが、近年は口コミを中心に認知され始め、受診者数も増えています。

脊椎ドックとは、体を支える首や背中、腰に関する病気の早期発見・早期治療を目的とした検査です。たとえ無症状や軽い症状であっても、黄色靭帯の肥厚やすべり症、分離症、狭窄症などが見つかることもあり、その後の進行具合も追うことができます。

当院が行っている検査は、主に頸椎・胸椎・腰椎のMRIおよびレントゲン撮影、LD－100（超音波骨密度測定装置）による被ばくしない骨密度検査です。検査のためにご準備いただくものはとくになく、全脊椎（頸椎・胸椎・腰椎）の検査が、最短約90分で完了します。

当院ではMRIやレントゲンによる画像検査と併せて、超音波で骨密度を調べたり、WHO（世界保健機関）が開発した骨折リスク評価法を用いて、今後10年以内に骨粗鬆症による骨折が生じる確率も伝えています。

その理由は第3章でもお伝えしたように、女性は閉経後に骨密度が低下し、骨粗鬆症のリスクが高まることがわかっているからです。高齢者も骨粗鬆症になりやすく、もろくなった骨が何かの拍子に折れて、そのまま寝たきりや要介護となるケースも珍しくありません。

しかも骨粗鬆症は、一度発症すると完治が難しく、ほかの部位が骨折するリスクも数倍高くなるといわれているため、**骨粗鬆症のリスクを下げることも健康寿命を延ばすカギとなる**のです。

ほかの脊椎ドックとの決定的な違い

脊椎ドックを実施している医療機関は当院だけではありませんが、まだまだ少ない現状にあります。

一般的な診療では、初診から治療開始まで数カ月の時間を要することがありますが、**脊椎ドックは約90分で終わります。**

そのため他院では、診療に通う時間がなかなか取れない人が、脊椎の状態を知るために不定期で受診するケースが多いようです。

たしかに病気の早期発見は大切ですが、私たちは**もっと「予防」の観点で、脊椎ドックを活用できないかと考えました。**

この考えに至ったのは、当時88歳の患者さんに、「100歳を超えても、ゴルフが楽しめる体にしてほしい」と言われたからです。それであれば年1回、全脊椎の検診メニューを用意して、その時々に必要な対処法をお伝えすれば、**100歳を超えても元気な体はつくれる**――私たちはそう考えたのです。

脊椎・脊髄疾患を発症するのは50歳以上の中高年が多いですが、その背景には「老化」もあります。当然、人は年を取ると体の機能が低下していきます。それは脊椎も例外ではなく、椎骨や椎間板などの組織も劣化し、誰でも変形を起こすものです。

一方で、体質や体格も関係しています。脊柱管の広さには個人差があり、生まれつき骨の強さや骨格も異なるため、それらが病気のかかりやすさに影響します。

たとえば、**なで肩や頭の大きい人は首に負荷がかかりやすいため、リスクもやや高い**といえるのです。

また、日本人を含む東洋人の脊柱管の広さは、男性では16㎜、女性では15㎜程度が平均で、欧米人に比べて1～2割狭いことがわかっています。体格も欧米人のほうが大きく、筋肉もしっかりしているため、小柄で骨格も小さい日本人は、頭の重さに対して首にかかる負荷が大きくなりがちです。

このように、老化や体質など避けようのない要因はあるものの、それ以上に多大な影響を占めているのが「生活習慣」です。

生活習慣を改めることで、病気の発症や進行を抑えることは十分可能です。

私たちは脊椎ドックをあらゆる疾患の予防に役立てたいと考えています。クセや習慣で、負荷が集中してかかることの劣化に関係が深い脊椎こそ、定期検診を行う意味があるのです。

まずは自身の「クセ」を知ることから

脊椎ドックを受けてわかることはまだあります。

自身の体の健康状態を知る手段として、定期的に「人間ドック」を受診する人は多いでしょう。この人間ドックで異常が見つかった場合は、専門の医療機関で再検査が行われたり、治療が進められたりしていく流れになると思います。

一方で、脊椎ドックは骨や神経のエラーがわかること以外にも、**自身の行動の「クセ」についても知ることができます。**ここが、人間ドックとの大きな違いです。

たとえば背骨のゆがみや変形具合、脊髄の状態などを確認し、それがどのような行動やクセによって引き起こされているかの原因を探ります。次のようなチェック項目がわかりやすい例です。

- **前かがみになる姿勢を長時間続けていないか**
- **座ったときに、足を組むクセがないか**
- **ショルダーバッグは、右肩と左肩どちらに掛けるか**
- **歩き始めの一歩は、右脚、左脚どちらで踏み込むか**
- **ズボンをはくときは右脚からはくか、左脚からはくか**

こうした自身のクセや無意識の行動によって、背骨のバランスが崩れます。そうすると骨の変形を招いたり、関節や筋肉の可動域を制限したりして、痛みやこりやしびれなどの症状として現れるのです。

当然私たちは人間ですから、ロボットのように左右対称に動くことはできません。生活を続ける限り骨の変形やゆがみは避けられませんが、**クセを知ることで対処法がわかり、体への負荷を最小限にすることはできる**はずです。

当院では、脊椎にとってよくない動作やクセに対しての対処法をお伝えし、実践していただきます。その後改善に向かっているかどうかも、1年後の検査結果をもとにお伝えします。

脊椎の状態を知ることで、**次回のドック検診までに「自分の悪いクセを直そう!」という意識が芽生え、よい習慣が身につく可能性も高まる**ので一石二鳥です。

なお、当院の脊椎ドックは50代以降の方を中心に、20代から80代まで幅広く受診いただいています。とくに健康意識が高い人はいち早く脊椎ドックの重要性に気づき、人間ドックと並行して受けているようです。なかには脊椎ドックだけを目的に、海外や遠方から足を運んでくださる方もいます。

脊椎ドックは、**人間ドックではカバーできない骨や神経のこと、自身のクセを知ることができる画期的な検査**です。

ただ、もし金銭面に余裕がないなどの事情がある方は、第3章でご紹介した筋トレやストレッチ、ウォーキング、寝具の見直しなどを行うだけでも十分です。こうした日々の小さな積み重ねが、将来の健康な体をつくります。

まずはご自身が取り組めそうな健康習慣を日々積み重ねていってください。

急増する現代病「ストレートネック」の怖さ

●前かがみになるほど首に負荷がかかる

近年、若年層を中心に急増しているのが「ストレートネック」です。

このストレートネックによる症状がきっかけとなり、脊椎ドックを受診する人も増えています。

ストレートネックとは、**頭部が肩よりも前に突き出たような姿勢の状態**のこと。スマートフォンの普及とともに急激に増加したことから、別名「スマホ首」とも呼ばれます。

本来、人間の首は前弯を描いて湾曲していますが、**ストレートネックになると**

自然なカーブが失われ、まっすぐな状態になります。この状態が続くと、首の重大な病気を招くとして問題視されているのです。

頭の重さは通常4〜6kgくらいですが、首は前弯《ぜんわん》（前方に湾曲した状態）によって頭の重みを分散しています。しかし前かがみの姿勢になると、肩の後ろから背中にかけて、常に筋肉が引っ張られた状態になります。頭を前に傾ければ傾けるほど、その負荷は何倍にも増していくのです。

たとえば、**頭を15度前に傾けると約3倍の12kg、45度前に傾けると約5倍の22kgの負荷が首にかかっている**……といった具合です。

前かがみの姿勢はよくないですが、よい姿勢を保っても、やはり首には負荷がかかります。これはもともと四足歩行だった人間が、進化の過程で二足歩行になり、脳の発達とともに前弯を描いた姿勢に落ち着いたためです。

図13　首の角度と病気の関係性

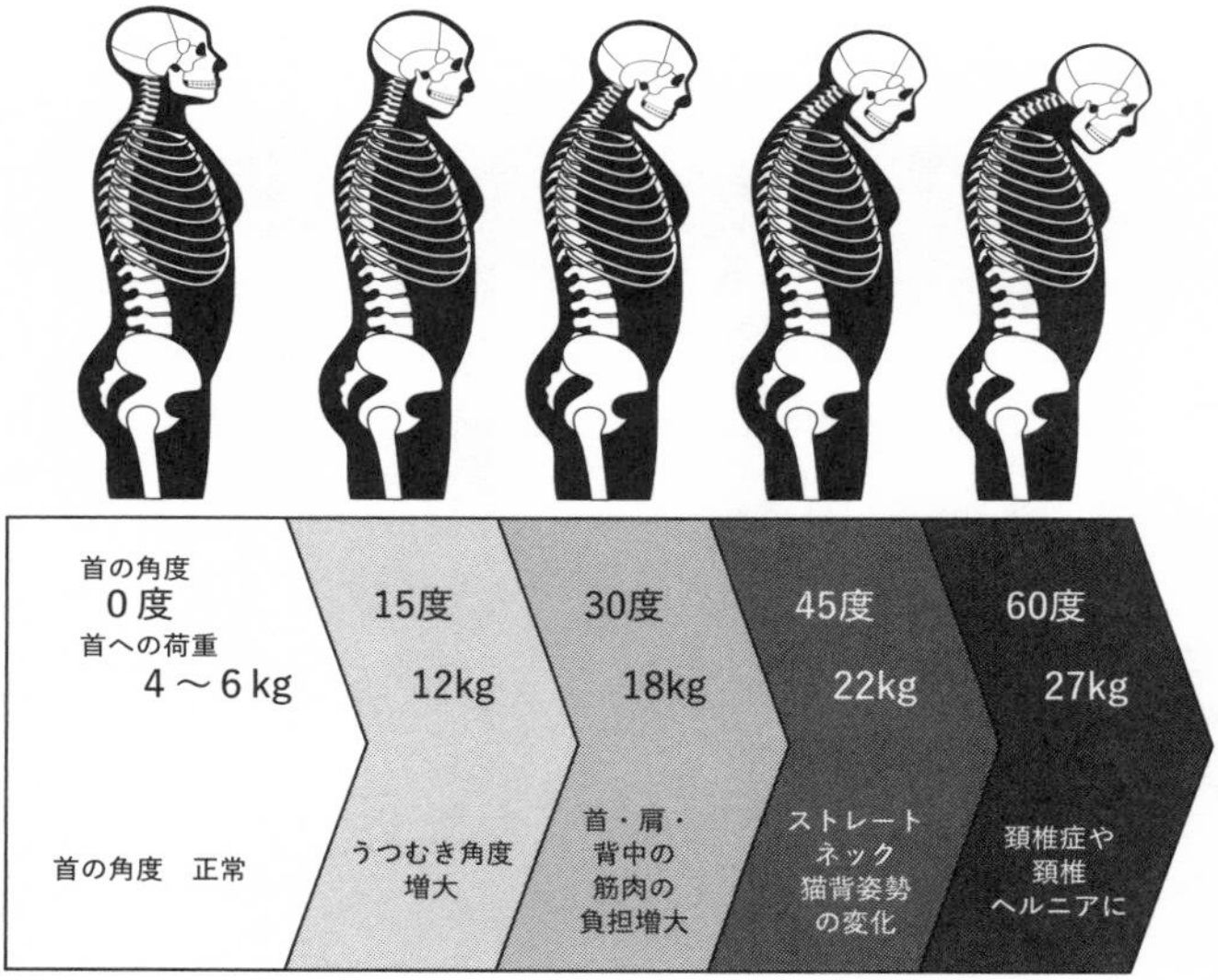

その後、ライフスタイルの変化に伴い、猫背や前かがみの姿勢が当たり前の習慣が増えたことによって理想のカーブが徐々に失われ、「ストレートネック」という言葉が生まれました。

とくにコンピュータ社会になってから、**パソコン作業、スマートフォンでのゲームや動画の視聴、ゲーム機の使用**など、日本人はとかく「前かがみ」の姿勢になりがちです。椅子に座っている姿勢も、前かがみの姿勢を招きやすいといえます。正座で座るなら自然と背筋が伸び、ストレートネックのリスクは少ないですが、椅子に座ると首から背中が丸まりやすく、前かがみの姿勢が習慣化してしまうのです。

●ストレートネックの症状

今や社会問題になりつつある「ストレートネック」。スマートフォンや携帯、パソコンが普及したこの30年間で、脊椎弯曲悪化が世界中で蔓延し、そこから派生した病気も爆発的な勢いで増えています。

では、ストレートネックになると、どのような症状が起きやすいのでしょうか。代表的な症状は次のとおりです。

・首や肩のこりや痛み

- **集中力の低下**
- **頭痛やめまい、それによる吐き気**
- **手のしびれ**
- **猫背がクセになっている**
- **ぐっすり眠れない**
- **うつ的精神状態**

当院にも、近所の医療機関で「ストレートネック」と診断されたと話す患者さんはたくさん来られます。しかしどなたも**痛み止めや湿布、睡眠薬などを処方されるだけで、根本的な改善に至らないことが多い**ようです。

もともと健康意識の高い人は保存療法では満足せず、脊椎を専門で診てもらえる病院を探して、足繁く通っている印象があります。定期的に検診を行っていれば、もしストレートネックの状態になっていても、生活習慣を変えるきっかけとなり、進行を抑えることができます。

しかし、薬や湿布ばかりで対処していては、理想の首の状態に戻ることはできません。

近年はストレートネックによる症状を軽減する方法として、自宅でできるマッサージやストレッチなども、本やメディアなどで多数取り上げられています。そのため保存療法と一緒に、こうしたセルフケアを行っている人もいるでしょう。

適度なストレッチはたしかに有効ですが、無理のない範囲で行う必要がありますし、根本的な改善はやはり難しいといえます。

たとえば、みなさんは「歯医者で歯石を取りに行くたびに、磨き残しを注意された」という経験はないでしょうか。受診するたびに「右側の奥歯がいつも磨けていない」と注意されると、どこかのタイミングで自分の歯磨きのクセを直そうと思うはずです。

その後、指摘された部分を意識して磨くようになると、この問題は解決するはずです。

ストレートネックも同様に、まず原因を突き止めてから、正しい対処をすることが大切なのです。

原因がわかれば、もしパソコン作業が多い人なら、**「椅子に座る時間を減らす」「パソコンのモニターの位置を高くする」**といった工夫ができます。

高すぎる枕で寝ている人は、首の骨の適切なカーブに枕が合っていない可能性があるので、枕の高さを見直そうと思えますよね。

あるいは普段から猫背の姿勢になっている人は、お腹に力を入れて骨盤を安定させ、背筋を伸ばすという意識を持つだけでも姿勢は変わるはずです。

ストレートネックはある日突然なるのではなく、徐々に時間をかけて進行していきます。そのため、進行具合が非常にわかりづらく、症状が出てもストレートネックが原因であるとは特定しづらいものです。

「ストレートネックかどうか」を自己判断するのは難しいため、とくに普段から前かがみの姿勢が多い人は、一度検査を受けてみることをおすすめします。

首の状態を知ったうえで、日常生活から意識を変えていきましょう。

●悪化するとカーブが逆になり「頸椎後弯症」になる

ストレートネックが怖い理由がもうひとつあります。

それは、**ストレートネックの状態が悪化すると、次ページの図14のように、骨の並びのカーブが逆になる状態（後弯）を指す「頸椎後弯症《けいついこうわんしょう》」に陥ってしまう**ことです。この頸椎後弯の状態が続いてしまうと、ストレートネック以上に脊柱管への圧迫や狭窄が進み、さまざまな症状を誘発する要因となります。

図14　脊椎が頸椎後弯に至る変化

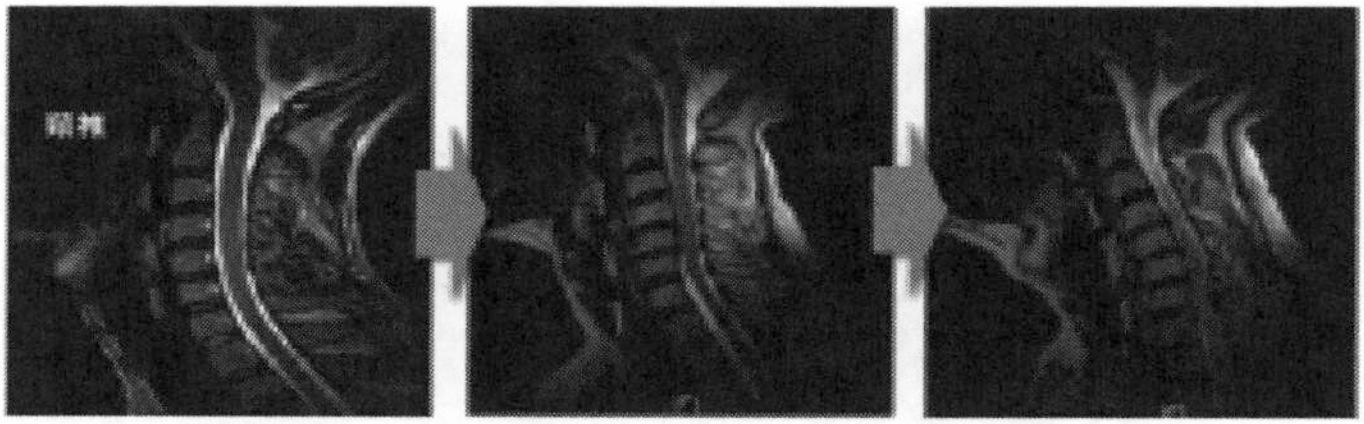

正常な生理的湾曲
頸椎前湾

前弯が失われた状態
ストレートネック

ストレートネックが進行
悪化した状態
頸椎後弯

主な症状は、肩や首の強いこりやハリ、痛みなどですが、ひどい場合は頭痛やめまい、吐き気などを引き起こすこともあります。

治療はまず保存療法が試されますが、それでも改善されない場合や、生活に支障をきたすほど重症な場合は手術が検討されます。

また、首が絶えず前に曲がった状態で、頭部が大きく前屈する「首下がり症」に発展する可能性もあります。

首下がり症は、主に加齢による筋肉の衰えによって起こりますが、ストレートネックが将来的に首下がりの原因になるとも考えられています。

そして**頸椎後弯も首下がり症も、高齢化社会に伴い、今後増加していく**ことが予想されます。

座りっぱなしの生活は死亡率が上がる

ストレートネックに陥りやすい原因の代表格が、スマートフォンの操作とデスクワークです。

みなさんも、椅子に座ってご自身の姿勢を振り返ってみてください。

スマートフォンの操作やパソコン作業が多い人なら、無意識に顔は画面に近づき、お腹や胸は縮こまっているはずです。

座った状態では、立った状態の約1・4倍もの負荷が腰にかかっているともいわれています。つまり、前かがみによる首への負荷だけでなく、腰椎（腰の骨）にも悪い影響が及んでいるということです。

座位と寿命の関係を調べたある調査結果があります。

オーストラリアのシドニー大学の研究グループが行った調査によると、11時間以上座っている人は4時間未満の人に比べて、死亡率が40％も高くなることがわかっています。

また2020年、約10年ぶりに改訂されたWHO（世界保健機関）の「身体活動基準」には、新たな試みとして「座位行動」の項目が追加されています。

これは、座りすぎが体によくないことを示唆し、その対策に取り組むことの重要性を伝えています。推奨行動については、**「座りっぱなしの時間を減らし、身体活動に置き換える」**という点に触れています。

では、なぜ座りっぱなしの生活が寿命にまで影響を及ぼすのでしょうか。

それは血行不良や筋肉の代謝が落ちることで、糖尿病や肥満になりやすいからです。それがやがて**心筋梗塞や脳卒中、認知症、がん**などの生活習慣病につながります。

そもそも腰痛とは厄介なもので、腰が痛くなると外に出たくなくなり、さらなる運動不足を招きます。そうして腰痛を放置していると、病気のリスクが高まるだけでなく、**ストレートネックの進行に拍車をかける**のです。

1日の座位時間が長くならないように、たとえば30分や1時間に1回は席を立つなどして、動く頻度を増やすことをおすすめします。

このとき、第3章で紹介した「壁押しストレッチ」もぜひ一緒に行ってください。背骨が本来の位置に戻って、姿勢がリセットされます。

子どもこそ首の状態が深刻なワケ

肩こりも腰痛もないと考えられる子どもでも、油断はできません。

先ほど「ストレートネック」について前述しましたが、大人以上にこのストレートネックや予備軍が急増している子どもこそ注意が必要です。

体が発達段階にいる**子どもはそもそも筋力が弱く、骨や関節も柔らかいため、ストレートネックの状態になりやすい**といえます。

当院にも、背骨が左右に曲がってねじれを伴う「側弯症《そくわんしょう》」の疑いがある小中高生が、親御さんと一緒に来られます。

なかにはMRIで撮影した画像を見せると、ストレートネックのひどい状態を見て驚き、診察中に泣き出してしまう子どももいます。

それを見た親御さんも、**「まさか自分の子どもの首の状態が、ここまで悪いとは……」**とショックを受けて泣いている様子を何度も見てきました。

一方で、今の子どもの祖父母世代にあたる60代以降の人は、加齢による変形性頸椎症などの疑いはあっても、首の骨の形状は比較的正常に近く、ストレートネックもさほどひどくありません。

しかし、今の子どもたちが大人になったとき、首の状態は一体どうなるのかと、今から心配になってしまうのです。

まずは大人も子どもも、**ストレートネックがどれだけ怖い状態なのか知ってください。**今すぐ何か問題が起こるという話ではなく、悪い姿勢や習慣の積み重ねが将来の老後に影響を及ぼす可能性があるのです。

外来で泣き出す親子のエピソードをお伝えしましたが、たしかに首の状態を見てみないと、誰でも危機感は持ちにくいものです。

しかし、そうならないための予防は誰でもできます。

たとえば、子どもに「スマートフォンを見るな」「ゲームをするな」と言うのは現実的ではありませんから、まずは**ストレートネックの予防・改善に有効な枕（Kピロー）を使う**のも選択肢の1つです。

また、子どもが前のめりでゲームをしている時間を、30分でも「運動習慣」に変えるのもおすすめです。運動は子どもの骨や筋肉の発達に欠かせませんし、体を動かすことで、ストレス解消や心のリフレッシュにもつながります。

とくに**寝つきが悪い、集中力が続かないというストレートネックによる症状は、子どもの成長に悪影響を与え、学力低下にもつながりかねません。**

お子さんの様子に異常を感じたらストレートネックを疑い、早めに医療機関を受診し、日々の習慣を見直すことが大切です。

第5章

「100まで歩こう」を実現する医療へ

100歳になっても元気な体はつくれる

2020年、京都木原病院は「100まで歩こう」をスローガンに掲げ、予防医療に対する思いを改めて強めました。

「100まで歩こう」という言葉には、次の2つの意味が込められています。

・100歳まで健康寿命を延ばそう
・100歳でも元気に歩ける体にしよう

「人生100年時代」とは、100歳まで生きることが当たり前になるという考え方です。人間の寿命が延びたことは喜ばしいことですが、同時にそれは「老後生活が長くなる」ことも意味します。

その長い老後を、介護が必要な状態で過ごすのか、元気に自立して過ごすのかによって、個人の生き方は大きく左右されます。

日本では、要介護認定者の増加や介護要員の不足が問題視されており、テレビなどでそのような情報を見ると、**「将来寝たきりの状態になったらどうしよう」「介護状態になって、家族や施設のもとでお世話になるのは避けたい」**と思ってしまう人も多いでしょう。

寝たきりや要介護は、本人だけではなく周囲の家族にとっても大きな負担になります。また近年は、介護する家族も高齢化した「老々介護」の問題も深刻です。

では、こうした背景を受け、人々の健康意識は高まっているのでしょうか。

私たちは日々多くの患者さんと接していますが、とりわけ脊椎ドックを受ける方は、健康への投資を惜しまず、予防に対する意識が強い印象があります。しかし、そうした人が日本にどれだけいるかというと、十分とはいえません。生きていくためには衣食住を確保するためのお金が必要ですし、多くの人が、自身への健康投資は後回しになってしまうものです。

しかしお金をかけずとも、健康習慣を見直して、予防を意識することは誰でもできます。予防を心がければ、**100歳まで健康寿命を延ばし、100歳を超えても元気な体でいることは十分可能**なのです。

たとえば、第4章でもご紹介した当時88歳の患者さんは、親子4世代でゴルフを楽しむ一家としてメディアに取り上げられていました。

昔では考えられないと思うかもしれませんが、**100歳近くになっても趣味に勤しみ、活発な日々を送っている高齢者は増えています。**

しかしどれだけ元気な人でも、ある日突然ベッド生活を強いられるような現実が襲ってくると、生きる気力すら奪われかねません。

これは、自分自身のことだけではないのです。

身近なご家族が病気になったとき、どのような治療や看護を望むかにも、向き合っていかなければなりません。

「老後は10年先、20年先のことだろう」と思っても、100歳になっても元気に歩くためには、**今のうちから意識を変えていかなければ、実現は難しくなる**のです。

もちろん、当院は脊椎・脊髄疾患への治療や手術の実績が豊富ですので、患者さんがどのような状況であっても最善を尽くします。

慈心妙手《じしんみょうしゅ》——この言葉は、私たちが開院当初から変わらずに大切にしている言葉です。仏典に由来する言葉で、**慈心（患者さんを慈しみ思いやる心）**を持って、**妙手（病気を治すための優れた医療技術）**を行うことを意味します。

この言葉を胸に、私が開発した低侵襲な手術「Kメソッド」をはじめ、首だけでなく、脊椎のあらゆる症状に対応する脊椎・脊髄の専門病院として患者さんと向き合ってきました。

その傍ら、約10年の年月を費やして開発した枕やマットレス、脊椎ドックなどを通して、予防にも積極的に取り組んできました。

「100まで歩こう」という言葉は、100歳になってもスポーツや趣味を楽しむことができたり、仕事が続けられたりする人を増やすための、**超高齢化社会に向けた前向きなメッセージ**なのです。

大きく生まれ変わった新病院

2024年3月15日、京都木原病院はJR京都駅そばの新病院へ移転しました。

これまで建物の老朽化や耐震改修の必要性、リハビリ施設を確保できないなどの問題から、改築や増築を都度検討してまいりましたが、最後は移転という判断に至りました。

これにより、新病院では次のような治療環境を整えることができました。

- **膝や股関節をはじめとする診療範囲の拡大**
- **30mダッシュができるリハビリ室の設置**
- **ファーストクラスの医療接遇**
- **全室個室完備**
- **各駅からアクセスしやすい場所**

それぞれ見ていきましょう。

○診療範囲の拡大

当院は、脊椎・脊髄の専門病院として2013年の開院以来、さまざまな患者さんを診てきました。
脊椎を構成する頸椎・胸椎・腰椎の問題を見つけて、最適な治療法を提案・実施してきましたが、検査では脊椎以外にも問題が見つかることがあります。
とくに脊椎の状態が悪い患者さんは、膝や股関節にも問題を抱えるケースが少なくありません。そのため、「脊椎以外にも医療のケアができたら」という思いがありました。

また、海外など遠方から足を運んでくださっている患者さんにも、「脊椎以外も診てほしい」という声を頂戴していたため、**新病院では新たな医師をそろえ、診療範囲を拡大することにしました。**

現在は、脊椎以外に、**膝や股関節を対象とした診療も可能**です。今後も少しずつ診療範囲を広げ、主に脊椎と四肢運動器への治療・予防に取り組んでまいります。

そうすることで、患者さんにきめ細かな医療が提供できると私たちは確信しています。

○リハビリ室の設置

新病院には、念願のリハビリ室も設置しました。こちらも以前から要望をいただいていましたが、移転前の病院では手狭で設置が難しい状況にありました。

ただ、一見普通のリハビリ室には見えないかもしれません。

当院には、プロのスポーツ選手やオリンピック選手も通っていただいているため、**30mダッシュができるリハビリ室**をつくりました。つまり、人が全速力で30mほど走ることができる空間にしたというわけです。

このリハビリ室は、私と親交のある某Jリーグクラブの社長に、「サッカー選手はケガが多いから、選手たちへの検診や疾患予防、リハビリ治療が行える環境を整えてほしい」と言われたことが設置のきっかけとなりました。

サッカー選手や野球選手、ゴルファーなど、さまざまな**プロスポーツ選手の体のケアを引き受けて、その経験と知識を一般の患者さんにも応用していこう**という考えです。

もちろん特殊な事例は一般の方に適用できませんが、アスリートの体を診ることで得られる知見は大きいと考えています。

たとえばゴルフや水泳、サイクリング、テニスなどのスポーツを趣味で楽しむ人はたくさんいます。なかには、登山や自然を楽しむ山歩きが好きな人もいるでしょう。

こうした方が高齢になっても健全に動けるように、**スポーツ整形やリハビリにも力を入れていこうと考えています。**

なお、体を動かすことは病気の予防だけでなく、体力の増強、関節の痛み予防や改善、認知機能の向上などの効果も望めます。

余談ですが、メジャーリーグの選手がアメリカでなぜ手術やリハビリをするかというと、日本は手術の技術は高くても、リハビリ施設が整っていないからという話も聞きます。

たしかに治療を受けた場所で、理学療法士によるリハビリの指導を受けることは、健康寿命を延ばすという点においても有効です。

日常生活を送るうえで必要な動作（整容・食事・更衣・排尿・排便・入浴など）がもっと楽に行えるようになるからです。

それによって生活の質が高まり、より快適な日常を送ることができます。

○ファーストクラスの医療接遇

医療を提供する現場では、不安や緊張を抱えている患者さんがたくさんいます。

付き添いのご家族や関係者の方々もまた、同じような気持ちを抱えているかも

図15　京都木原病院のリハビリ室

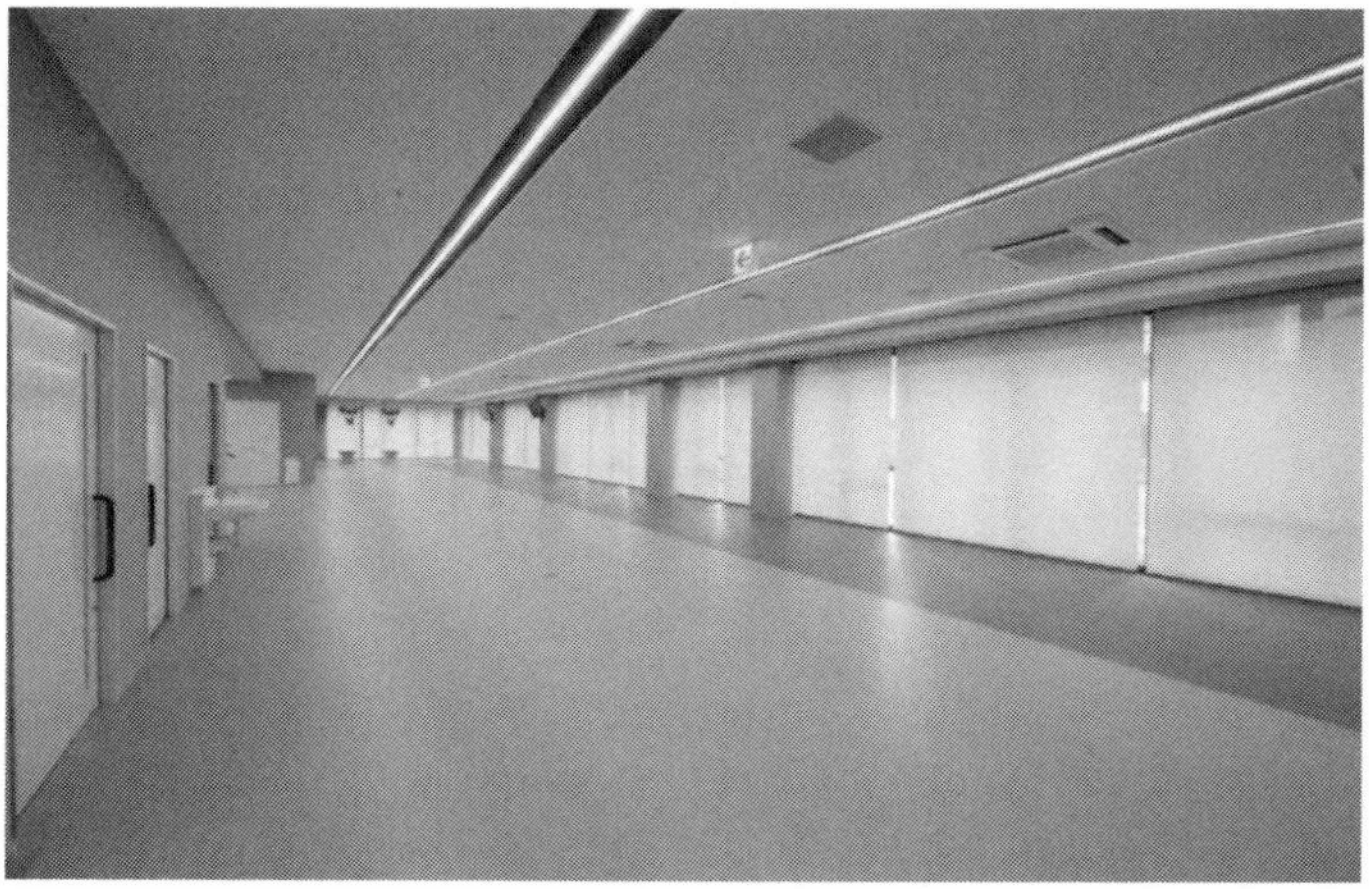

しれません。

　私たちはそうした方々への不安をできるだけ取り払い、安心して診療を受けてもらいたいと考えています。

　初めて受診する病院へ行ってみたけれど、受付や看護師、医師の対応が思わしくなかった場合、その患者さんは通い続けるのが億劫になってしまいますよね。

　そこで私たちは、医療現場における「接遇」の大切さを見直しました。

たとえば、私は「気持ちよい挨拶」を奨励していますが、そのことを全スタッフが完璧に行えるものとは思いません。しかし当たり前のことですが、挨拶はコミュニケーションの基本です。

こうした接遇の基本や応用を学ぶため、当院では講師を定期的に招いて、研修を行ってきました。

指導をお願いした方は、**航空会社「JAL」のファーストクラスの元客室乗務員で、現在は接遇の講師をしています。**

この研修内容をもとに作成したのが、**京都木原病院専用の「接遇マニュアル」です。**これにより、患者さんやそのご家族だけでなく、スタッフ同士のコミュニケーションも円滑になることがわかりました。

接遇は患者さんのためのものと思われがちですが、それだけではありません。

そこで働く人も接遇を心がけることで、スタッフ間で気配りや労いの気持ちが生まれ、職場の雰囲気がよくなります。そうすると、その場にいる患者さんも居心地がよくなるものです。

風通しのよい医療現場をつくること。それが患者さんやスタッフのためになり、ひいては「よい医療」につながっていくと私たちは考えています。

○全室個室

全室を個室にしたことも、新病院の大きな特長です。

通常、大部屋では複数人の患者さんが、同じ空間で生活を共にしなければなりません。

もちろん、患者さんのなかには大部屋のほうが寂しくなかったり、都合がよいと思ったりする人もいます。

ただ、「エアコンの設定温度が合わない」「いびきや歯ぎしりの音が気になって、

図16　京都木原病院の病室

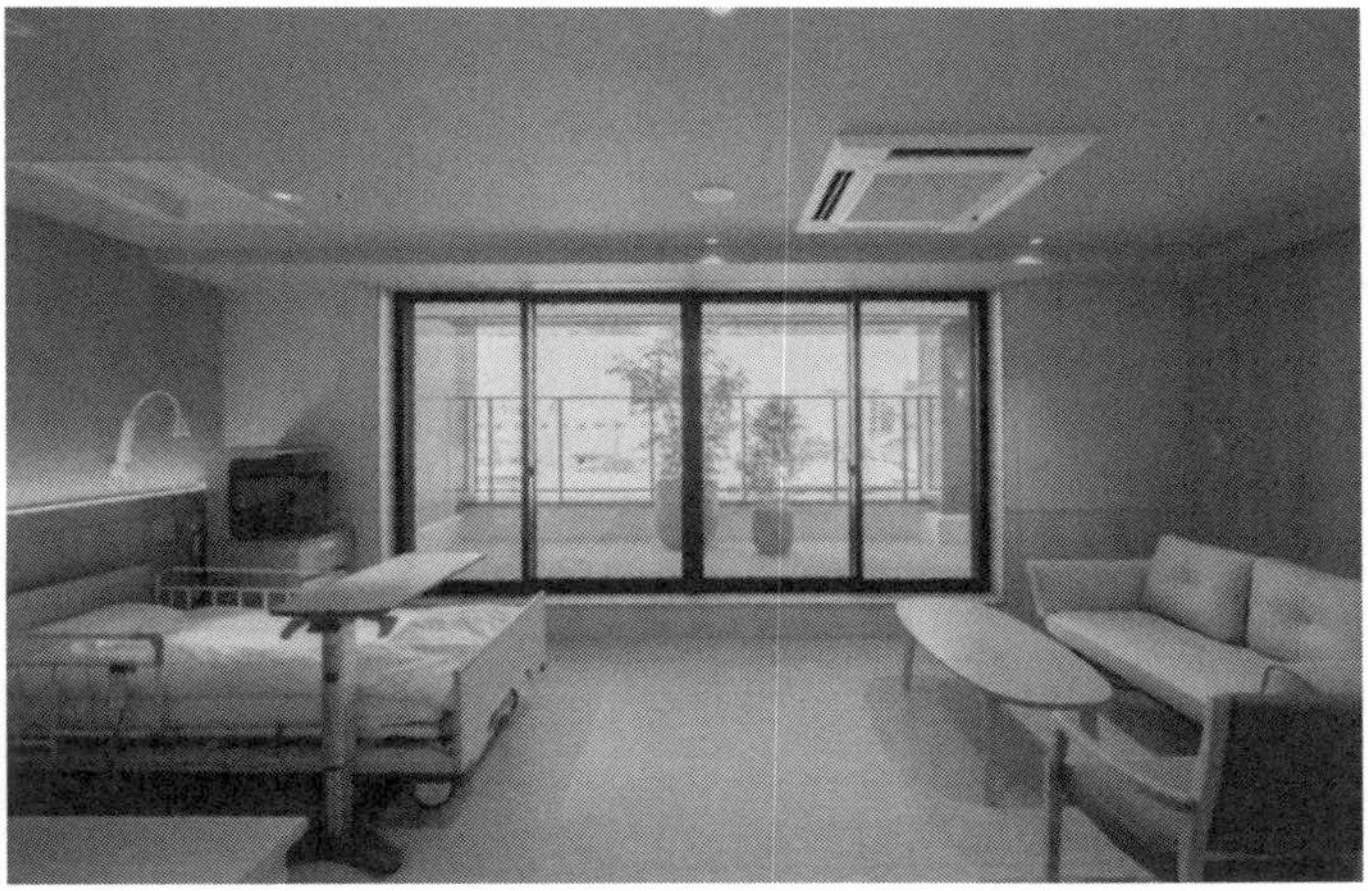

眠れない」「カーテン1枚で仕切られただけで、プライバシーがない」といった不満やストレスを抱え、患者さん同士の関係性が悪化するケースも決して珍しくありません。

とくに就寝中のいびきなどは無意識行動ですから、いびきをかいている患者さんも悪気はないと思います。しかし、それによってお互いが気を遣ったり、ストレスを抱えたりして、病気の症状が悪化する事態になってしまうと大変です。

また、新型コロナウイルスの流行を経験し、個室による感染対策も非常に重要であると実感したことも、個室環境を選んだ理由の1つです。

ただ、「個室料が取られるから高いのでは？」と不安に思われる人もいるかもしれません。大部屋を選択する患者さんのなかには、金銭的な問題から個室を選べないという方が一定数いらっしゃいます。

私たちはそのような患者さんのために、**過半数の個室を無料で提供**することにしました。

なお、個室のベッドには、第3章でお伝えした京都木原病院オリジナルの枕「Kピロー」とマットレス「ハニカム構造Kマットレス」を全室に採用しています。

○アクセスのよさ

新しい病院の立地も、JR京都駅をはじめ、各駅から大変アクセスしやすい場所を選びました。

利便性の悪い場所はたどり着くまでがストレスとなってしまい、とくに遠方から来られる患者さんは大変です。もちろん地域のみなさまにも、快適に通院してほしいという思いがありました。


ここまで新病院の特徴を述べさせていただきましたが、移転前と移転後の変化は大変目覚ましいものです。

私たちがこうした取り組みを行っているのは、**「患者さんに負担を強いる病院のイメージを変えたい」**という強い思いがあったからです。

たとえば「交通アクセスが悪くて通院しづらい」「個室料が高くて、大部屋しか選択できない」など、患者さんにとって不都合なことはできる限り減らしていきたいのです。

京都木原病院の原点は、先ほどお伝えしたように「慈心妙手」の心で、患者さんと医療に向き合うこと。

私たちを頼ってくださる患者さんには、今後も最大限の配慮や努力を尽くし、真摯に向き合っていきたいと考えています。

国際医療ツーリズムの動き

近年は、自国よりも医療水準の高い国へ行って医療を受ける「国際医療ツーリズム（医療観光）」の需要が高まっています。

とくにタイやシンガポールなどのアジア諸国では、国を挙げて外国人患者の誘致に力を入れている国も多いようです。

海外での医療サービスを求める人を「医療ツーリスト」と呼びますが、この医療ツーリストの多くは富裕層です。
そうした人々が集まる病院には資金力があるため、院内の設備や医療機器、医師の給料などに莫大なお金を投資している傾向にあります。

当院にも、脊椎ドックや手術を受けに来られる外国人の患者さんが増えています。なかにはタイやシンガポールの有名な病院を受診したにもかかわらず、「満足のいく治療が受けられなかった」と話す外国人の患者さんもいます。

設備投資が悪いこととは思いませんが、**医療の本質はやはり「人と人との関わり」**ではないでしょうか。
いくら高額な医療機器やトップレベルの医師をそろえても、患者さんに寄り添う姿勢がなかったり、接遇マナーが乱れていたりすると、患者さんの心は離れていくと思います。

納得のいく治療を受けるためには、患者さんと医師あるいは医療スタッフとの信頼関係が欠かせません。それにはまず、医療従事者である私たちが患者さんに歩み寄る姿勢が問われるのです。

国際医療ツーリズムの課題はありますが、国を超えて良質な医療サービスを受けられるのはよいことなので、今後も私たちは外国人の患者さんも受け入れていくつもりです。

また、実は海外で第二の京都木原病院をつくってほしいという要望も頂戴しています。まだ計画段階ではありますが、京都木原病院がこれまで独自に築いてきた治療法や予防への取り組みが世界にも広がっていくことを、心からうれしく思います。

おわりに

本書では、よくある脊椎治療や予防の重要性、１００歳まで元気に歩くための予防法について紹介してきました。

脊椎・脊髄疾患は、骨や神経に関わる病気です。

そのため、骨の変形具合や神経の圧迫状態によって、軽症の場合もあれば、手術が検討される場合もあります。しかし軽症であっても、たとえば肩や首のこり、腰の鈍痛といった、日常でよくある症状から重篤な病気につながっていくことも珍しくはありません。

また、上を向いたときの首の違和感、パソコンの入力ミス、何もない平坦な道でつまずくなど、こうした些細なことも病気のサインになります。

ここで、「年のせいだろう」「ただの運動不足だろう」と自己解決してしまうと、医療機関の受診という判断に至りにくく、手遅れになるケースが多いのも事実です。

しかし、そうならないための予防は誰でもできます。

ぜひ今日から、本書で紹介した予防法を習慣にしてください。全てを完璧にやる必要ありません。1つや2つでもよいので、試せそうなことからぜひ実践してみてください。正しい健康習慣を日々実践していけば、健康寿命は必ず延ばせます。

そして私たちの願いは、**100歳になっても自立した人を増やして、要介護者を減らす**ことです。

この長寿大国日本において、高齢者の方が元気に生き生きと、自立した生活を続けていくために必要な医療をこれからも提供してまいります。

本書が、「人生100年時代」を健やかに生きるための第一歩となれば幸いです。

2024年7月　木原俊壱

木原俊壱（きはら・しゅんいち）

京都木原病院 理事長・院長

1960年福岡県生まれ。1988年佐賀医科大学（現・佐賀大学医学部）卒業。大津市民病院手術部診療部長兼脳神経外科医長などを経て、2013年京都脊椎脊髄外科・眼科病院を開院。米国カリフォルニア州ロマリンダ大学留学中に、身体にやさしい頸椎手術「Kメソッド」を開発し、25年間10000例以上の手術実績を持つ。世界水準の医療を提供できるよう、「医は世のため人のためのものである」をモットーに日々、手術手技の研鑽や手術器械の開発に尽力している。脳神経外科専門医、日本脊髄外科学会指導医、日本スポーツ協会公認スポーツドクター、日本抗加齢医学会会員。

日本人《にほんじん》の99%が知《し》らない脊椎《せきつい》治療《ちりょう》の真実《しんじつ》

2024年7月29日　第1刷発行

著者　**木原俊壱《きはらしゅんいち》**

発行者　寺田俊治

発行所　**株式会社 日刊現代**
東京都中央区新川1-3-17　新川三幸ビル
郵便番号　104-8007
電話　03-5244-9620

発売所　**株式会社 講談社**
東京都文京区音羽2-12-21
郵便番号　112-8001
電話　03-5395-3606

印刷所／製本所　**中央精版印刷株式会社**

表紙・本文デザイン　吉村朋子
編集協力　ブランクエスト

C0047

ISBN978-4-06-536392-8